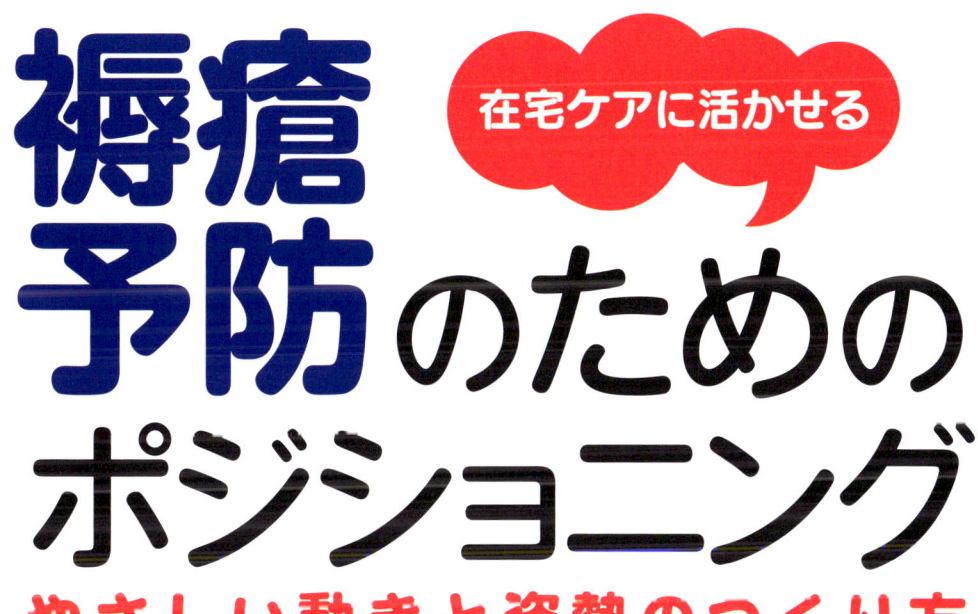

褥瘡予防のためのポジショニング

在宅ケアに活かせる

やさしい動きと姿勢のつくり方

[編集]
田中マキ子　山口県立大学看護栄養学部
下元　佳子　生き活きサポートセンターうぇるぱ高知

執筆者一覧

編集

| 田中マキ子 | 山口県立大学看護栄養学部教授 |
| 下元　佳子 | 生き活きサポートセンターうぇるば高知代表 |

執筆（執筆順）

大浦　武彦	北海道大学名誉教授／褥瘡・創傷治癒研究所所長／日本褥瘡学会初代理事長
田中マキ子	山口県立大学看護栄養学部教授
下元　佳子	生き活きサポートセンターうぇるば高知代表

序文

　褥瘡治療・ケアの進歩により、病院などでは褥瘡発症率は激減し、発生した褥瘡も深くならずに治癒するようになってきた。しかし一方で、在宅の現場ではマンパワー不足や経費的制限など多くの制約により、病院にみられるほどには褥瘡治療・ケアの成果が上がらない現状がある。このような状況を受けて日本在宅褥瘡創傷ケア推進協会が立ち上げられ、また日本褥瘡学会では各地方会で在宅褥瘡セミナーを定期的に開催し、『在宅褥瘡予防・治療ガイドブック』を発刊するなど、在宅褥瘡治療・ケアの向上に向けてアクティブな活動が展開されている。

　筆者もこうした状況を鑑み、「在宅褥瘡をなんとかしたい」という思いから本書の編集・執筆に至った。企画当初は「在宅褥瘡をこれ以上悪化させないためのポジショニング」として、拘縮・変形を進行させない方法や工夫を中心とした内容を考えていた。拘縮や変形により生じた部分突出にかかる圧迫やずれなどが褥瘡発生に与える影響が大きいことから、その部分へのケアに主眼を置いたのである。しかしその後、本書の執筆者でもある大浦武彦先生から「拘縮・変形をつくらないポジショニングがある」と伺い、そのケアの実践者であり本書の共同編者である下元佳子さんを紹介された。最終的に本書のコンセプトが「拘縮・変形を起こさないためのポジショニング」となったのは下元さんとの出会いが大きく影響しているといえる。

　本書では、人の本来の「動き」とはどのようにして起こるものかを理解し、介助においてもその自然な動きを導き、動きの結果として体位づける（姿勢を整える）ことが「褥瘡予防・改善」に有効であるというスタンスから内容を構成した。こうした視点は、ポジショニングをHow toではなく、観察・アセスメントに根ざした個別ケア・実践技術として明示することに役立つのではないかと考えている。

　今回、在宅褥瘡治療・ケアの現状と課題について大浦先生に「Chapter 1　在宅での褥瘡治療・ケアを考える」で執筆いただいた。大浦先生は在宅褥瘡に長年従事された方であり、その豊かな経験に基づいた内容は大変に示唆に富んだものになっている。また看護師（著者）と理学療法士（下元さん）のコラボレーションによるポジショニングの解説では、原稿作成においてディスカッションを重ねたうえで、観察と方法についてはできる限り詳細に表現し、実技の説明にも力を入れたつもりである。一方で紙幅の関係で割愛した部分もあり、十分に理解いただける内容になっているか不安なところもある。

　最後になるが、撮影場所の提供、ベッドやポジショニングピローなど物品貸与について関係各社からご支援をいただいた。また中山書店編集部の皆さん、とりわけ木村純子さんにはデータ収集から執筆・校正と編集・制作過程で伴走していただき、本書の刊行に至ることができた。お世話になった関係各位に心よりお礼を申し上げたい。

　在宅褥瘡治療・ケアの進展を願い、本書がその一翼を担えることを期待しつつ、本書を送り出したい。

2009年8月
編著者を代表して　田中マキ子

在宅ケアに活かせる　褥瘡予防のためのポジショニング　やさしい動きと姿勢のつくり方

CONTENTS

序文　　iii

Chapter 01　在宅での褥瘡治療・ケアを考える　大浦武彦

1. 在宅褥瘡治療・ケアの特殊性と現状　2
　　在宅褥瘡治療・ケアの特殊性　2
　　在宅褥瘡治療・ケアの現状　3
　　在宅褥瘡治療・ケアの流れ　4
　　在宅褥瘡治療・ケアで特に気をつけるべきこと　8

2. 在宅で推奨される褥瘡治療・ケア　11
　　創の洗浄と温浴　11
　　医学的根拠があり、コストも安いポリウレタンフィルム療法　12
　　在宅褥瘡治療・ケアにおける課題と今後の発展　16

Chapter 02　褥瘡のリスクを正しくアセスメントしよう　田中マキ子

1. リスクアセスメントツールの選び方　20
　　リスクアセスメントの重要性　20
　　リスクアセスメントツールの使用について　21
　　リスクアセスメントツールの選択基準　22

2. 在宅で用いられるリスクアセスメントツール　23
　　OHスケール　23
　　ブレーデンスケール　27
　　褥瘡危険因子評価表　30
　　在宅版K式スケール　33

Chapter 03　動きの仕組みを理解しよう

1. 安定と不安定　38　田中マキ子

　　重心と安定性　38

　　介助場面での応用　40

　　「安定な状態を作ること」が恐怖や苦痛の除去につながる　41

2. 動きと体重移動　42　下元佳子

　　無理な持ち上げ動作と回旋を利用した体重移動の違い　42

　　回旋運動を利用した介助のススメ　44

Chapter 04　自然な動きに基づく介助 − 無理のない動きで褥瘡を予防する
　　　　　　　田中マキ子・下元佳子

1. 座位から始まる動きの介助　46

　　座位の見方−動きにつなげる姿勢の条件　46

　　立ち上がり　47

　　移乗　49

2. 仰臥位から始まる動きの介助　56

　　仰臥位の見方−動きにつなげる姿勢の条件　56

　　寝返り　57

　　上方への移動　59

　　左右の移動　62

3. 側臥位から始まる動きの介助　65

　　側臥位の見方−動きにつなげる姿勢の条件　65

　　起き上がり　66

Chapter 05　ケースで考えるポジショニング − 褥瘡を予防する姿勢の管理
　　　　　　　田中マキ子・下元佳子

1. 骨盤後傾で、座位時に仙骨部に圧がかかるケース　70

　　座位のポジショニング　70

　　仰臥位のポジショニング　74

　　側臥位のポジショニング　78

2. 屈曲拘縮のあるケース　82

　　座位のポジショニング　82

　　仰臥位のポジショニング　88

v

　　　　側臥位のポジショニング　91
3. 片麻痺のあるケース　94
　　　　座位のポジショニング　94
　　　　仰臥位のポジショニング　96
4. 四肢麻痺のあるケース　102
　　　　座位のポジショニング　102
　　　　仰臥位のポジショニング　104
5. 円背のあるケース　106
　　　　座位のポジショニング　106
　　　　仰臥位のポジショニング　109
　　　　側臥位のポジショニング　112
6. 伸展拘縮のあるケース　116
　　　　仰臥位のポジショニング　116
　　　　仰臥位から３０度側臥位へ　119

Chapter 06　付録

　　在宅で用いられる代表的なポジショニングピロー・座面クッションおよび介助物品など
　　－本書で取り上げているものを中心に－　121

索引　127

Chapter 01

在宅での褥瘡治療・ケアを考える

Chapter 01

1 在宅褥瘡治療・ケアの特殊性と現状

在宅褥瘡治療・ケアの特殊性

病院で行われる褥瘡治療・ケアとの違い[1]

　在宅は居住の場である。そのため在宅での褥瘡ケアは居住に直接かかわる社会的、経済的な制限があるなかで行わなければならず、かつ本人の生活習慣を尊重しながら行う必要がある。病院とはかなり異なった土俵で褥瘡ケアが行われるため、以下に述べるようなケアの特殊性を認識しておく必要がある（図1）。

① 褥瘡を知っている「かかりつけ医」が少ないため、デブリードメントなど適切な処置が適切な時期にできない。

② マンパワー不足のため、褥瘡ケアの基本である体位変換ができない。したがって、体位変換をしなくてもすむ在宅褥瘡ケアシステムを新しく作る必要がある。

③ 看護師がかかわることができるのは通常2～3回/週であり、しかも1日数時間である。そのほかの時間は家族あるいはヘルパーがケアをしている。そのためヘルパー、家族への教育と伝達を確実に行い、また連携を密にしてケアにあたる必要がある。

④ 病院ではすでに褥瘡対策チームができあがっており、褥瘡患者が入院したときにはそのチームが引き受けて対策をとるが、在宅では褥瘡のある対象者ごとにチームを結成し、計画を立てなければならない。各々の対象者がそれぞれの生活や家庭環境にしばられており、そのなかでベターな方法を選択し、計画を立てる必要がある。

在 宅	病院・施設
ケアマネジャーの裁量	褥瘡対策チーム
症例ごとの検討・計画	チーム医療のなかで症例を検討する
体位変換（できない）	体位変換（原則的にできる）
治療（医師さがしが容易でない）	治療（医師は病院に常勤、さがすのは容易）
日常生活（本人と家族の自覚）	入院治療（病院でコントロール）
経済的制限（余裕のない人が多い）	経済的制限（ある程度の余裕がある）

社会的・経済的な制約があるなかで行う　←→　医療として行う

図1 褥瘡治療・ケア：在宅と病院の違い

⑤ 負担額が多くなると訪問看護の回数を減らされ、週1〜2回に限られてしまうこともある。また創傷被覆材（ドレッシング）や介護福祉用具などを十分に供給できない場合も出てくる。
⑥ 介護・福祉システム上の問題もあり、がんじがらめの制約のなかで褥瘡ケアを行わなければならない。

対象者と家族の協力が必要

対象者の生活習慣が原因である褥瘡は、本人の自覚をうながし、対象者自身が生活習慣を改善する気にならなければ、治癒させることはなかなかできない。また寝たきりの場合には、家族の協力が不可欠である。特に車椅子生活者は車椅子が生活の手段であること、そのうえに長年の褥瘡治療への不信感もあって、積極的に改善に向けて協力してもらえないことが多い。

在宅で初めて治る褥瘡もある

ただし、在宅褥瘡治療・ケアは不利なことばかりではない。在宅ケアだからこそ褥瘡を治癒させられるという有利な点もある。在宅ケアでは対象者の生活習慣を詳細に見ることができるので、実際の生活の中でどの行為が圧とずれを起こしているのかを具体的に見つけ出すことができる。対象者や家族との話し合いのうえ、圧とずれ力が負荷される生活習慣を改善させることにより、大学病院や大病院では治せなかった褥瘡を治すことができた症例も多い。

在宅褥瘡治療・ケアの現状

対象者・家族の意向がケアに大きく影響

病院が患者の治療の場であるのに対し、老健や特養などは治療・ケアと生活とが共存する場であり、在宅は生活が主となり治療は主ではないといった場の特徴がある。したがって在宅では、対象者や家族の意思と経済性を尊重しつつ治療法を選択することとなり、治療を主とする病院の褥瘡治療とはかなり異なることになる。すなわち在宅では対象者・家族の意向に治療・ケアが大きく影響される。

近い将来にはターミナル期も在宅でというのが厚生労働省の基本方針である。したがって在宅における褥瘡治療・ケアも、病院での褥瘡治療・ケアの考え方から脱却し、在宅での日常生活のなかで治療・ケアを支援する方針とすべきである。

体位変換がほとんど行われていない[2, 3]

　平成18（2006）年に行った日本褥瘡学会在宅委員会の調査で「体位変換」について尋ねたところ、要介護4の対象者に対し、「まったくしていない」が29.8％、「1日数回程度」が54.9％であった。つまり、要介護4の対象者の約85％にほとんど体位変換が行われておらず、また、要介護5の対象者においても約73.1％がほとんど行われていないという結果が示された。聞き方を変えて夜間の体位変換について尋ねれば、「ほとんど行われていない」という結果が示されるのが現状である。したがって、在宅ではほとんどのケースで体位変換が行われないことを前提に褥瘡治療計画を立て、予防やケアを行わなければならない。

在宅褥瘡治療・ケアの流れ

対象者の生活状況を知る[4]

　在宅褥瘡治療・ケアを開始する際には、対象者の生活状況と日常動作を調べ、これらと褥瘡発生の関係を解明しておくことが重要である。その後、本人・家族と話し合い、習慣的な生活のなかで褥瘡と関係のあるところは改善してもらわなければならない。

OHスケールの褥瘡発症率と危険要因レベルを用いてケア計画を立てる[5]

　対象者自身が褥瘡になりやすいか、褥瘡になりにくいかを知ることが大切である。
　OHスケールを用いる場合、その危険要因レベルごとに看護ケアを考えるが（**表1**）、中等度〜高度レベルの危険要因をもった対象者には画一したケアではなく、その人に合った"考える"ケアの提供が求められる。たとえば病的骨突出や関節拘縮がある場合には、その対象者の状況に合った特別なケアが必要である（**表2**）。

● 褥瘡発症率と治癒期間

　褥瘡危険要因の点数により、褥瘡発症率と治癒期間が統計的にわかっている（**表3**）。これは非常に重要なデータであり、ケア計画のみならず対象者の予後を比較検討するときにも役立つ。

● ケアの質の評価

　OHスケールはケアの質を評価できる唯一の評価法であるが、このことはどちらかというと病院や施設で重要なことであるため、ここでは省略する。

表1 各危険要因に合わせたケア計画（臥位）

		体位変換	頭側ベッドアップ・ダウン時の圧・ずれ力	体圧分散マットレスの選択
自力体位変換能力	できる 0点	●なし	—	●特に必要なし
	どちらでもない 1.5点	●3～4時間ごと	●時々注意	●汎用タイプ 本人の希望も入れる 静止型で本人が動きやすいもの
	できない 3点	●2時間ごと ●いろいろな角度の側臥位 ●"考える"ケアが必要	●常時注意する ●"考える"ケアが必要	●高機能タイプ
病的骨突出	軽・中程度 1.5点	●3～4時間ごと	●注意する	●汎用タイプ できれば高機能タイプ
	高度 3点	●側臥位の角度に注意 ●45度以上が必要なことが多い（高機能マットレス使用が条件） ●"考える"ケアが必要	●常時注意する ●角度と圧・ずれ力の関係を測定し、"手当て"で圧とずれを排除する ●"考える"ケアが必要	●高機能タイプ 体圧分散性能を重視
関節拘縮	あり 1点	●軟らかいクッションを使用する ●部位、程度に合わせたいろいろなサイズが必要 ●"考える"ケアが必要	●拘縮部位とその周辺の骨突出部に圧・ずれ力が加わるので注意する ●特に踵、外果、膝、坐骨部に注意	●高機能タイプ ●各種の補助枕が必要
浮腫	あり 3点	●下肢挙上保持 ●軟らかいクッションで広く支える ●"考える"ケアが必要	●下肢挙上 ●頭側挙上は30度以上しない ●"考える"ケアが必要	●高機能タイプ ●補助用具に注意を払う

大浦武彦, 堀田由浩：日本人の褥瘡危険要因［OHスケール］による褥瘡予防. 日総研；2005. p.49. を一部改変

1 在宅褥瘡治療・ケアの特殊性と現状

表2　病的骨突出の程度とケア計画

		ベッド			車椅子	
		体位変換	頭側ベッドアップ・ダウン時の圧・ずれ力	体圧分散マットレスの選択	座面クッション	姿勢
病的骨突出	軽・中程度症例 1.5点	●3〜4時間ごと	●身体の位置確認 ●注意して、ベッドアップ ●背抜き（体移動）はアップだけでなく、ダウン後も！	●体圧分散性能と本人の希望を考慮する	●体圧分散機能と座り心地も考慮	●姿勢保持
	高度症例 3点	●2時間ごと ●側臥位45度以上が必要なことが多い ●ときに完全側臥位（高機能タイプのマットレス使用が条件）	●常時注意する ●人力による挙上 ●圧・ずれ力・角度を測定し、厳密な調整をする ●背抜き、体移動	●体圧分散性能を重視 ●高機能タイプ	●体圧分散機能を重視 ●補助用具を使用して姿勢保持を厳格に！	●場合によって乗車禁止

大浦武彦, 堀田由浩：日本人の褥瘡危険要因［OHスケール］による褥瘡予防. 日総研；2005. p.49. より

表3　危険要因レベル別褥瘡発症率と治癒期間

分類	危険要因レベル	OHスコア	褥瘡発症率	平均治癒期間[1]
偶発性褥瘡	一時的危険要因	0点	—	—
尋常性褥瘡	軽度レベル	1〜3点	約25%以下	40日[2]
	中等度レベル	4〜6点	約26〜65%	57日
	高度レベル	7〜10点	約66%以上	173日

[1] マットレスが適切に使用され、かつ完治した仙骨部褥瘡115例のデータ
[2] $p<0.001$

大浦武彦, 堀田由浩：日本人の褥瘡危険要因［OHスケール］による褥瘡予防. 日総研；2005. p.49. を一部改変

マットレスを選択する

● 動きの機能に回復の可能性がある場合

　対象者が自分で体位変換ができる、危険要因が徐々に回復に向かっている、少しでも起き上がれる可能性がある場合などには、まず頻回に立たせる努力をすべきである。これを最初のステップとし、その後、一歩でも二歩でも歩かせる努力をしなければならない。

　したがって、対象者の「動きの機能」に回復の可能性がある場合には、対象者自身の動きを妨げないよう、かつ褥瘡をつくらないように最低限の柔らかさと反発力のある静止型のマットレスを選択する。

　このような対象者に向けて著者が勧める静止型マットレスとしては、以下のものがあげられる。

●パスカ® ［ハートウェル］
　シリコンコートをしたポリエステル綿と低反発ウレタンを使用し、ベースに2層のウレタンを用いている。活動性を守り、かつ寝心地と体圧分散効果を上げたマットレスである。

●アルファプラ® ［タイカ］
　優れた体圧分散効果に加えて適度に反発力があるので、寝心地のよさと動きやすさが両立している。

●ナッソー® ［モルテン］
　寝心地がよく、しかも活動性に優れ、かつ体圧分散性能も優れている。ほかにはない機能としてマットレスが3層になっていることがあげられ、背上げや背下げのときに仙骨部にかかるずれ力が軽減される。

●スーパーフレックス® ［シガドライ］
　天然ゴムなのでウレタンフォームより"ヘタリ"が少ない。

● 寝たきりの場合

　「動きの機能」の回復の可能性がなく寝たきりの場合、在宅では体位変換のためのマンパワーがないので、なるべく最初から高機能タイプのマットレスを選択する。

　高機能タイプマットレスとしては、アドバン®［モルテン］、ビックセル-Ex®［ケープ］、ザ・グレース®［三和化研工業］があり、自動体位変換のマットレスとしてはクレイド®［モルテン］がある。

　まったく動けない患者で仙骨部に褥瘡がある場合には、自動体位変換マットレスの使用を勧める。

在宅褥瘡治療・ケアで特に気をつけるべきこと

最初の診断

　一般的には、皮膚色の変化の状態から深さを判断する。浅い褥瘡の場合には、表皮剥離や水疱があり、診断は比較的容易である。しかし深い褥瘡の場合には、褥瘡発生のごく初期には色だけで確定診断ができないこともある。そのため初期にはとりあえず「推定の深さ」を診断して、褥瘡治療の計画を立てる。ただし、その後も注意深く経過を見守り、場合によっては診断を変更することもあり得る。

緊急事態である融解壊死期（感染創）[6]

　褥瘡が発生し、炎症期を経て壊死組織が融解するときが最も危険な時期であり、緊急事態が起こる可能性がある（図2）。

　初期の炎症期は湿潤に保つことが大切で、そのときに用いるのはワセリンやドレッシング材のオプサイト®、あるいはラップでもよい。しかし、融解壊死期は褥瘡治療経過中唯一の緊急事態であり、対応は一刻を争う。ただちに積極的なデブリードメントが必要である。もし積極的デブリードメントができない場合でも、少なくともドレナージか消極的デブリードメントは行わなければならない。この時期に「ラップだけで治せる」というのはとんでもないことである。

ただちにデブリードメントが必要！

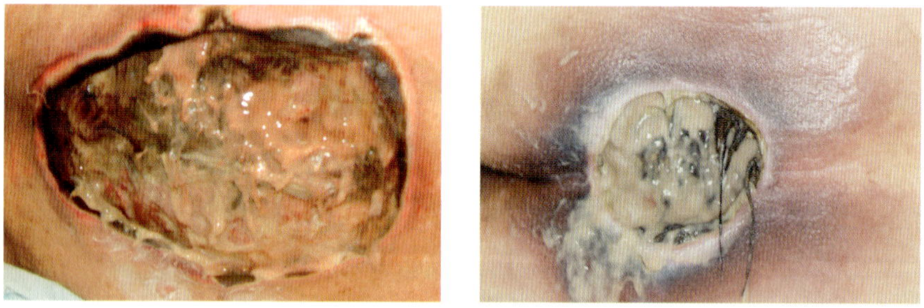

ⓐ 膿の排出が著明である　　ⓑ 周辺の炎症が著明である

図2　融解壊死期の感染創

ポケットの形成[7]

● 初期型（壊死組織融解排出型）ポケット

深い褥瘡では断面をみると砂時計様の壊死となっていることが多い。

圧とずれ力が体表面に加わると、骨突出部に近い軟部組織には重度かつ広範囲に血行不全が起こり、次いでこの範囲が壊死組織となる（**図3-A**）。その状態のときに断面をみるとちょうど砂時計様となり、中央部がくびれて深部が広い壊死組織となっている。

この壊死組織が融解し、排出された後のスペースが初期型ポケットである（**図3-B、図4**）。初期型ポケットは、褥瘡ができたときにすでに運命づけられているので、ケアでポケットの進行をストップさせるなどの予防はできない。

〔治療コンセプト〕
◎壊死組織が残っているので積極的に壊死組織を排出させる。残っている壊死組織はブロメライン®軟膏を塗布して湿潤に保ち、壊死組織の融解排出を促進させる。
◎遅延型ポケットに移行しないように圧とずれの排除に努力する。

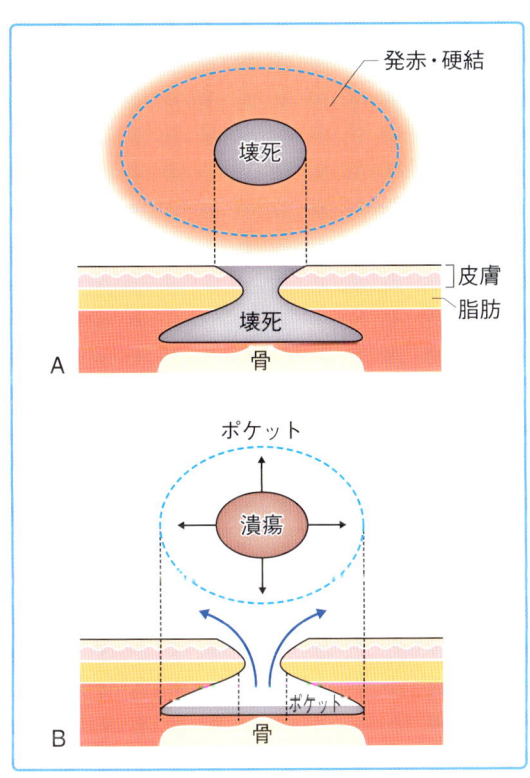

図3 初期型（壊死組織融解排出型）ポケットの形成

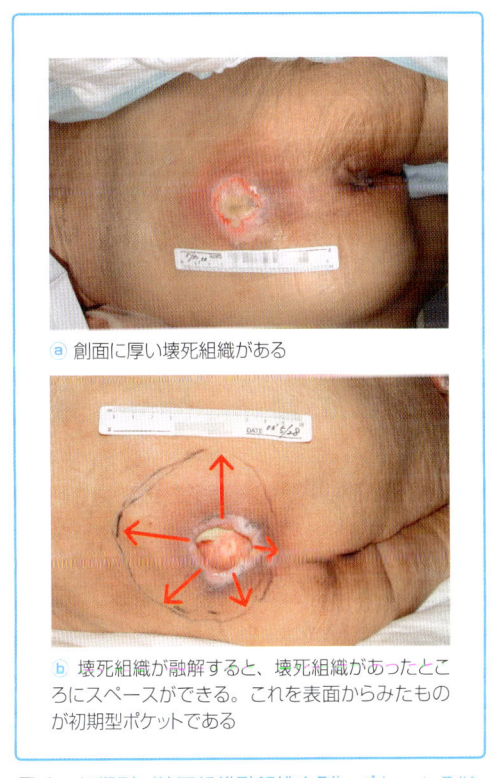

a 創面に厚い壊死組織がある

b 壊死組織が融解すると、壊死組織があったところにスペースができる。これを表面からみたものが初期型ポケットである

図4 初期型（壊死組織融解排出型）ポケットの形成過程

● 遅延型（外力介在型）ポケット

　褥瘡治癒経過の中で主として中期、後期に生じるポケットである（**図5**）。負荷される外力として体位変換や背上げをしたときに圧とずれ力が生じ、そこに身体の組織の移動や骨突出による圧の増幅などが複合的に関係することによってできる。この遅延型ポケットは必ず骨突出部に向かっている。そのほかの特徴として、ポケットがある創辺縁は創底に固着していないが、ポケットがない創辺縁は創底に密着し、治癒傾向を示していることがあげられる。軟部組織が厚い坐骨部では非定型的ポケットとなることが多い。

　前述のように遅延型ポケットは背上げや背下げ、体位変換、移動などの際の圧とずれと骨突出の複合で起こるため、看護・介護の努力でこれらの外力を排除できればポケットの発生を予防できる。遅延型ポケットは予防し、発生させないことが大切であるが、いったんできてしまったものはポケットの治療のみをしても治らない。体位変換や背上げの際のずれ力を完全に排除しなければならない。

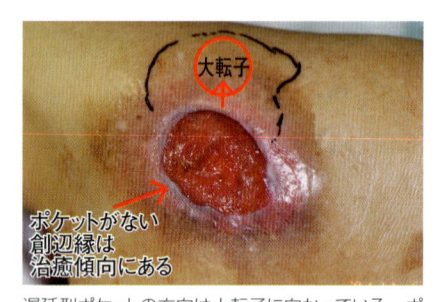

遅延型ポケットの方向は大転子に向かっている。ポケット以外の創辺縁は創底に密着し、すでに治癒傾向がみられる

図5　遅延型（外力介在型）ポケット

2 在宅で推奨される褥瘡治療・ケア

創の洗浄と温浴

褥瘡の治療・ケアにとって洗浄は欠かせない。ここでは褥瘡の洗浄に関する正しい考え方と具体的な方法、併せて温浴の効果や方法などについて述べる。

創の洗浄[8]

褥瘡の洗浄では抗菌薬や消毒薬を用いない。通常創面の洗浄には水道水で十分である。また褥瘡の洗浄では、汚物、組織片や細菌除去には創灌流の際に15psi程度の水圧をかけるのが適当といわれているが、これは疑問である。

手を洗うときにどうするか考えてみよう。流水の中で必ず"もみ手"しながら洗っているはずである。創においても同様で、洗浄するときには物理的な操作を補助することが必要であり、このほうが効果的である。

実際にはプラスチック手袋を着用して創を優しくなでながら洗浄するのが最も効果がある。このときに水圧にはこだわらず、最終的に流した水がきれいになるまで行う。ただし昔の外科医が行ったように綿球を持って創面をゴシゴシと擦る方法はよくない。もちろんプラスチック手袋でも強く擦るのはよくない。

褥瘡がある場合の入浴[8]

温浴の場合、創を閉鎖して入浴させるか、開放していてもよいかという疑問があげられる。病院や施設などの場合、一般的に多くの人が一緒に入浴するので、創を閉鎖して温浴を行い、浴槽から出てから創を開放し、創をシャワーで洗浄するのがよい。

在宅の場合、まず創のドレッシング材を取り、シャワーで洗浄した後にきれいな湯を満たした浴槽に入る。その後、再び創をシャワーで洗浄するという方法で十分である。ただしこの場合、対象者の入浴後に浴槽の消毒をしなければならないなど、処置が煩雑になる。

医学的根拠があり、コストも安い ポリウレタンフィルム療法

在宅において毎日使用するドレッシング材の問題は大きい。前述のように、在宅ではドレッシング材も対象者の状況を鑑みて選択すべきである。本人が経済的に余裕のある場合は、どのような高価な近代ドレッシングを使用してもよい。しかし経済的に厳しい場合には、著者はポリウレタンフィルム療法（以下、フィルム療法）[9] を行っている。フィルムの特徴と使用方法については、以下の表と図に示す（**表4**、**図6・7**）。

表4 粘着性ポリウレタンフィルムの特徴

1. 創面を湿潤に保ち、創に優しい
2. どのような創面にも対応できる（穴あけの工夫）
3. 創辺縁を保護できる
4. 安価
5. 薬剤との併用が可能、しかも少量でOK
6. ずれの予防ができる[10]

［注意］
1. 穴は創面の範囲に集中的（5〜7個/cm²）にあける
2. 貼り方：臀裂付近はテント状にならないように注意して貼る（汚染を防ぐため）
3. 剥がし方：皮膚面に平行にフィルムを引っ張る
4. 肌の弱い人は皮膚皮膜剤（ノベクタン®など）を使う

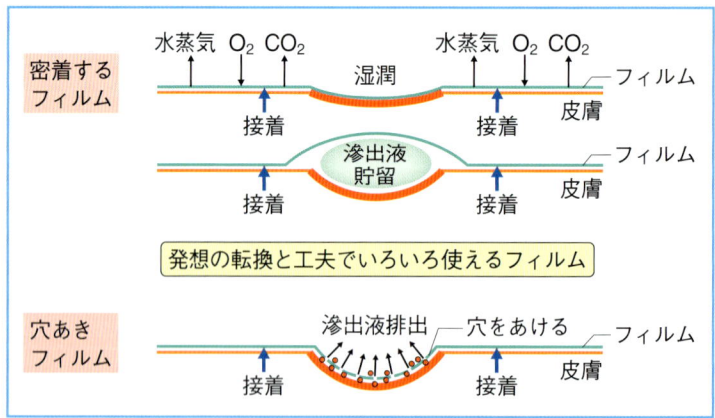

図6 ポリウレタンフィルムの特性を活かした使用

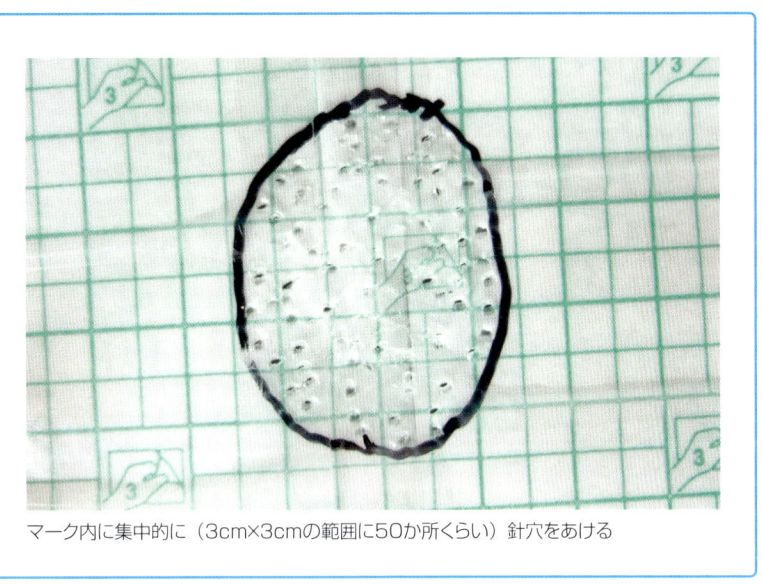
マーク内に集中的に（3cm×3cmの範囲に50か所くらい）針穴をあける

図7 穴あきフィルムの作成例

フィルムとラップとの違い

　フィルム療法について述べる前に、まずフィルム療法とラップ療法の違いについて述べる。
　基本的に知っておかなければならないのは、フィルムは物理的性質もデザインもラップとは異なることである。ポリウレタンフィルムは、水蒸気の蒸散と空気の通過性があるが水や細菌は通過させないという性質をもつ透明なフィルムで、フィルム療法に用いるのはこれに粘着性をもたせたものである。ラップにはこれらの物理的性質はない。また滅菌されたポリウレタンフィルムは、医療用具として認められているドレッシング材である。
　次にラップ療法で注意を喚起したいのは、一部の人が主張している「なんでもかんでもラップで治る」という考え方はよくないということである。褥瘡治療は、まず基本原則である「圧とずれの排除」「適切な体圧分散マットレスの使用」「創の医学的観察」を行ったうえでなされなければならない。また、褥瘡治療の中で唯一の緊急事態である融解壊死期には、壊死組織のデブリードメントをただちに行わなければならない。これらは褥瘡治療の根本であり、近代ドレッシングであろうとラップ療法であろうと例外ではない。ラップ療法を行っている人の大部分はこの処置の重要さを認識していないことが問題である。また滲出液の量についても比較的無関心で、穴あきポリ袋の下に滲出液がたまっていてもそのままにしているのを見かけることがあるが、これはよいことではない。
　最後に強調したいことは、創の治療には絶対にこれでよいという治療法はなく、多くの選択肢から目の前の症例に適したよりよい治療法を選択すべきということである。

フィルム療法の実際

● 褥瘡発生初期の炎症期から融解壊死期

　褥瘡発生初期に壊死組織が限局し、柔らかくなるまでは創面に穴なしフィルムを貼付し、創を湿潤に保つことが重要である。壊死組織が限局し、柔らかくなったところで碁盤の目のような切開を入れ、可能であれば局所麻酔を行い、ハサミやメスで積極的に除去する。創面に壊死組織が残っている場合は、蛋白融解酵素であるブロメライン® を塗布する。

　創面に融解壊死組織が膿のようにドロドロになっているときにはフィルムは用いない。直接オムツや尿取りパッドを当てるが、必ず1日数回は洗浄し、オムツも取り替える必要がある。

　在宅であっても病院であってもこの壊死組織が融解する時期は、褥瘡治療の中で唯一緊急事態であると認識すべきである。

● 滲出液が多い創や深い創面の場合

　穴あきフィルムを直接創に貼付する。穴を開けたフィルムの外側にオムツや尿採りパッドなどの小片を当て、フィルムの外側で滲出液を吸収させる。このときフィルムを創面に直接当てるのがよく、フィルムの下にガーゼは用いない。

● フィルムの具体的な使用方法（図8）

①フィルムの穴のあけ方

　フィルムに穴をあける前におおよその創の大きさをマーキングする。あるいは透明なシートで形を取ったうえでフィルムに範囲を描き、集中的に針でこの範囲内に穴をあける。穴をあけすぎるということはなく、一般的にあける穴の数が少ないことが多い。特に仙骨部、尾骨部の褥瘡の場合は、フィルムの辺縁と肛門からの距離を考慮して、創にあたるところをマジックで描くことが大切である。

　24時間後にフィルムの下に滲出液がたまっているときには、針穴のほかにパンチによる大きな穴を追加するとよい。

②フィルムがテント状にならないようにする

　フィルムを貼るときは、フィルムをV字に折って臀裂部から貼るようにする。

　深い創の場合、創の上でフィルムがテント状になりやすいので、創底にフィルムが付くように貼る。しわになる部位ではフィルムに切開を入れるなど工夫して、滲出液がたまらないようにする。

③フィルムを剥離するときの注意

　フィルムは一般的にびらんをつくりやすいと思われているが、びらんの多くはフィルムの剥離の仕方が悪いことによってできている。

　フィルムを90〜135度方向に持ち上げて引っ張ると皮膚の損傷が大きくなる。したがってフィルムを剥がすときには、フィルムの端を少し剥がして持ち、他方の手で貼付面の皮膚を軽く押さえて、フィルムを貼付面とほぼ平行に引っ張りながら剥がす。フィルムが伸びると接着力が弱くなり、皮膚も損傷が少なくなる。

　注意して剥がしても類天疱瘡や肌の弱い患者では、エロージョンができることがある。

　この場合にはあらかじめ前処置としてノベクタン® スプレー、ソフティ®、セキューラ® や安息香チンキ（局方薬）を塗布し、乾燥させてからフィルムを貼付する。これらの薬剤は薄い膜をつくるので表皮を保護する。

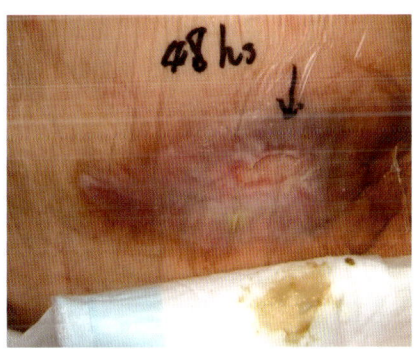

48時間後でもフィルムがピッタリと貼りついていて滲出液もたまっていないときは、そのままにしておいてもよい

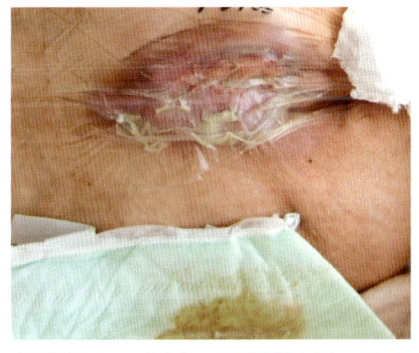

48時間後のフィルムと24時間後のオムツ。フィルムがしわになって滲出液がたまっている。針穴とパンチ穴の数を増やすことが望ましい

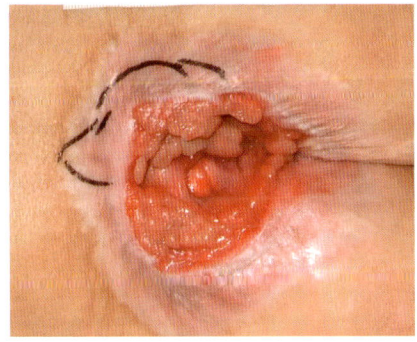

深い褥瘡には針穴に加えてパンチ穴をあけたフィルムを用いる。フィルムは創底につくようにして死腔を残さないように貼る

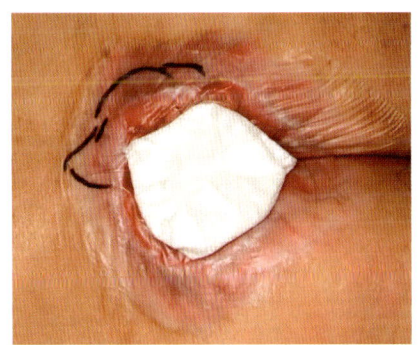

左の褥瘡の創部にフィルムを貼付後、オムツの小片を創の大きさに切り、死腔がなくなるように挿入したところ

図8　穴あきフィルムの使用例

在宅褥瘡治療・ケアにおける課題と今後の発展[11]

早期治癒に効果的な治療法の開発

　褥瘡治療では現在は保存的治療が主となっているが、簡単な植皮を主とした手術を行うことで、治癒までの日数をかなり短縮できると考えられる。それらのエビデンスとその結果を踏まえたガイドラインの作成が急がれる。

　さらに近い将来には、簡単な操作で幹細胞を移植し、慢性潰瘍を早く治癒させる方法やwound healing を促進させる方法の開発が可能となろう。

看護・介護と体圧分散マットレスの質の向上

　看護・介護と体圧分散マットレス（以下、マットレス）とは双発の飛行機のようであり、両方のエンジンが同等の働きをすることが望ましい。もし片方の動きが悪いと残りのエンジンが全開し、フルに稼働しなければ飛行機は落下する（褥瘡が発生する）。在宅の場合は特に介護力が弱いので、マットレスの質を上げておく必要がある。さらに、在宅では夜間の体位変換ができないので、安全な自動体位変換マットレスの開発が期待される。

在宅独自の褥瘡ケア

　在宅は病院や施設とは異なった特殊な事情を抱えているため、体位変換なしでも褥瘡治療ができる方法を早く確立する必要がある。

　褥瘡の治療・ケアばかりではなく、在宅医療・ケア自体もまだまだ根本的なシステムの改善と充実を図っていかなければならない。在宅医療・ケアは現在、試行錯誤の段階で進化の途中である。しかし、この未熟なときに在宅ケアにかかわるケア従事者が一緒になって、工夫しながら褥瘡治療・予防の充実を図る必要があると考えている。

関節拘縮ができず、歩行ができるようになるケアの必要性

　日本ではなぜ寝たきりや関節拘縮の対象者が多いのかを真剣に考えなければならない。日本と同様に離床を進めているスウェーデンを比べると、寝たきりや関節拘縮をもつ対象者の数には驚くほどの違いがある。

　その理由は、同じ離床でもそのケアのコンセプトに大きな違いがあることがあげられる。スウェーデンでは、まずベッドから立たせることからスタートし、離床させる。椅子からベッドに戻るときにも、介助しながらも、とにかく対象者自身を立たせるようにしている。「立たせる」ことに重きを置いている。一方、日本ではそのような発想は乏しく、離床を単なる場所の移動（ベッドから椅子）としか考えていないところがある。今後、このケアに対する考え方を根本的に変える必要があると考える。

文献

1) 日本在宅医学会テキスト編集委員会編：在宅医学．メディカルレビュー社；2008．p.200-210．
2) 日本褥瘡学会在宅医療委員会：訪問看護ステーションにおける褥瘡患者の実態．日本褥瘡学会誌 2007；9（1）：103-108．
3) 日本褥瘡学会調査委員会：褥瘡対策未実施減算導入前後の褥瘡有病率とその実態についてのアンケート調査報告．日本褥瘡学会誌 2006；8：92-99．
4) 日本在宅褥瘡創傷ケア推進協会：床ずれ［褥瘡］ケアナビ在宅版．日総研；2008．
5) 大浦武彦，堀田由浩：日本人の褥瘡危険要因［OHスケール］による褥瘡予防．日総研；2005．
6) 大浦武彦：褥瘡の見方と治療（第5回）壊死組織の除去．Home Care Medicine 2003；4（1）：36-38．
7) 大浦武彦，佐伯誠子，桐生眞由美ほか：ポケット形成のメカニズム－圧・ずれとの関係．日本褥瘡学会誌 2005；7(1)：57-66．
8) 大浦武彦：褥瘡の見方と治療（第6回）創の洗浄．Home Care Medicine 2003；4（2）：32-34．
9) 大浦武彦：ポリウレタンフィルム療法のすすめ．月刊ナーシング 2007；27（8）：64-70．
10) Ohura T, Takahashi M, Ohura N Jr.：Influence of external force (pressure and shear force) on superficial layer and subcutis of porcine skin and effects of dressing materials – Are dressing materials beneficial for reducing pressure and shear force in tissues?–. Wound Repair Regen 2008；16（1）：102-107．
11) 大浦武彦：日本褥瘡学会のあゆみと今後の課題．日本褥瘡学会誌 2005；7（1）：1-9．

Chapter 02
褥瘡のリスクを正しくアセスメントしよう

Chapter 02

1 リスクアセスメントツールの選び方

リスクアセスメントの重要性

在宅におけるリスクアセスメントの意義

　"褥瘡になるかもしれない可能性（危険性・リスク）"を早い段階から捉えることによって、予防ケアの"選択肢"も"効果"も最大となることに異論はないだろう。

　在宅ケアにおいても同様に、褥瘡の危険要因のアセスメントはとても重要である。特に在宅では、上記以外にアセスメントの結果を対象者・家族への指導に活かせるというメリットが大きい。

　在宅ケアでは対象者や家族の協力が不可欠である。リスクアセスメントにより得られた情報を根拠としたケア方法を提示することで、対象者や家族の理解や協力は得やすくなる。また、ケア提供者と対象者・家族がリスクを同様に認識し、共通のケア目標をもつことで、ケアの効果が一層上がることも期待できる。

介助負担の原因となる拘縮を防ぐために

　さらに在宅では、関節の拘縮などが起こった場合には介助方法の工夫が必要となり、介助者の負担を増加させることになる。拘縮のリスクを軽減するためにも、どのようなアセスメントを行うのがよいかをしっかりと考えていくことがとても重要である。

> **Point** リスクアセスメントの実施について
>
> ●在宅でのリスクアセスメントは看護師または医師が、原則として週１回程度実施することが基本とされ、介護従事者や家族への教育・指導を行うことが推奨されている。
> ●在宅では、多くの事業所や多職種が褥瘡ケアにかかわるため、誰が・いつリスクアセスメントを実施するのか、ケアプランに明記しておく必要がある。

リスクアセスメントツールの使用について

褥瘡発生の危険要因をアセスメントするためのツールが複数開発されている。リスクアセスメントツール（以下、アセスメントツール）の有効性についてはすでにエビデンスがあり、ガイドラインなどでもその使用が推奨されている（下記コラム参照）。また、アセスメントツールを使用することのメリットとしては、**図1**のようなことが上げられる。

本章でも、いくつかのアセスメントツールを取り上げるが、それぞれ異なる特徴をもつ。対象やケア環境によって"選択する"という視点が重要になる。

---

① 観察視点の統一を図ることができる

② 経時的に観察・評価ができる

③ 介入を必要とするか否かの判断を促すことができる

図1 リスクアセスメントツールを使用するメリット

コラム　リスクアセスメントツールの有効性

『褥瘡予防・管理ガイドライン』では、褥瘡発生予測にリスクアセスメントツールを用いることについて「推奨度B（行うよう勧められる）」としている[1]。これは、7つのスケール（Nortonスケール、Gosnellスケール、Knollスケール、ブレーデンスケール、Waterlowスケール、PSPSスケール、Andersenスケール）の予測妥当性に関する文献を評価したシステマティック・レビューにより、リスクアセスメントから得られたデータに基づく予防介入を行えば褥瘡発生を低減できることが導かれたことが根拠となっている。

米国のWound Ostomy and Continence Nurses Society（WOCN）やEuropean Pressure Ulcer Advisory Panel（EPUAP）から発刊されているエビデンスに基づいた褥瘡予防・治療ガイドラインにおいても、予防に関する最初の勧告はリスクアセスメントとされている[2]。

リスクアセスメントツールの選択基準

　在宅では様々な職種の人が、様々な役割意識と使命をもってケアにかかわっており、考え方や評価などに違いが生じやすい。そのため、アセスメントツールは、ケアにかかわるすべての職種の理解が得られるよう、簡単で、確実（短時間）に誰もが同様に評価できるもの、職種間（対象者・家族を含む）での共通用語として活用されるものが求められる。さらに、介護力や在宅療養サービスの利用状況など、家族的背景や社会的背景に関する項目が評価できる内容を含むことも望まれる。

　表1は、在宅での褥瘡ケアにかかわる立場（家族か医療従事者か）の違いにより陥りやすいケアの傾向と課題を示したものである。アセスメントツールの選択では、これらのことを踏まえて検討することも重要となる。

表1 在宅での褥瘡ケアにかかわる立場の違いと課題

	家　族	訪問看護師など医療従事者
褥瘡ケアに関する陥りやすい傾向	身近な存在ゆえに熱心な反面、うまくいかない場合には介護放棄など、拒否的なかかわりにもなりかねない	●訪問回数などに制限があるため、訪問時に急激な悪化がみられるなど対象者の状態が変化していることもあり、無力感につながることがある ●多事業、多職種がかかわりをもつため、ケア内容の統一・連携を図ることが難しい
かかわりの上での長所	［観察面］ 対象者個々の性格や傾向の把握がしっかり行える ［ケア面］ 熱心、愛情深いかかわり	［観察面］ 対象者の観察が系統的・体系的に行える ［ケア面］ 専門的かつ熟練した最新のケアが提供される
かかわりの上での短所	［観察面］ ●専門的知識の不足により創傷評価が行えない ●毎日の対応のため、変化の兆しに気づきにくいことや、比較という視点が欠如しやすい。気づいたときには褥瘡が大きくなっていたりする ［ケア面］ ケア上の合理的な判断、やりやすさの点や経済的負担から、褥瘡予防や創傷治癒メカニズムに沿わないケア方法や道具（物品）を選択することもある	［観察面］ アセスメントの知識やスキルの活用がうまく行えない場合、重大な変化を見逃す可能性がある ［ケア面］ ●専門的方法を学習していない場合、間違った方法や古い方法でのケア提供を行い、褥瘡の発生・悪化をまねく可能性がある ●経済的な理由から、効果的な薬剤や物品などが使用できない場合がある
ケア上の課題	●ケアの負担からケアに関する拒否行動が起こることもあるので、介護負担の軽減と褥瘡自体が改善する基本的なケア方法の習得を目指す ●悪化の兆しを早期に発見し、専門職種への連絡ができるようにする	●専門知識とスキルを身につけ、訪問・介入回数の制限に伴う状態悪化の予防に努める ●コンサルテーション体制を整備する ●経済的負担を考慮しつつ、効果的なケア方法を検討する
アセスメント上の課題	●簡単で確実な経過評価の方法が身につく	●アセスメントスキルをもち、対象者・家族ならびに関係者への指導ができる

2 在宅で用いられるリスクアセスメントツール

OHスケール

特徴

◎1998年の厚生労働省長寿科学総合研究（班長・大浦武彦）において作成されたスケールである[3]。

◎日本の実態に即した日本人のための危険要因が抽出されている。

◎患者（対象者）の個体要因に関して「危険要因」4項目、「警戒要因」（点数化はされていない）2項目により評価する。

◎一番の特徴は個体要因に着目していることである。個体要因とは具体的に示された「ケアを受ける側がもつ」要因のことである。OHスケールでは患者（対象者）がもつ個体要因に注目することで、①褥瘡のできやすい人とできにくい人を見分けることができる、②病院間でも経時的にも比較評価できる、点に大きな特徴がある[4]。

評価方法

◎OHスケールに従い各項目を評価し、その合計点でリスク判定を行う（**表2・3・4、図2**）。

◎再評価の時期：明確に示されていないが、対象者個々の状態変化に応じて行うのがよいだろう。正しく測定するためにもOHスケールに使用される項目の定義と評価方法（**表3**）をしっかり理解することが重要である。

◎OHスケールは危険要因レベル別に褥瘡発症率や治癒期間も算出されており（**表4**）、治療やケア介入後の評価指標として役立つ。さらに、危険要因レベルごとの看護計画も提案しているので参考になる（**表5・6**）。

2 在宅で用いられるリスクアセスメントツール

表2　OHスケール

危険要因		点数
自力体位変換能力	できる	0
	どちらでもない	1.5
	できない	3
病的骨突出	なし	0
	軽度・中等度	1.5
	高度	3
浮腫	なし	0
	あり	3
関節拘縮	なし	0
	あり	1

日本褥瘡学会編：在宅褥瘡予防・治療ガイドブック．2008．p.46．より

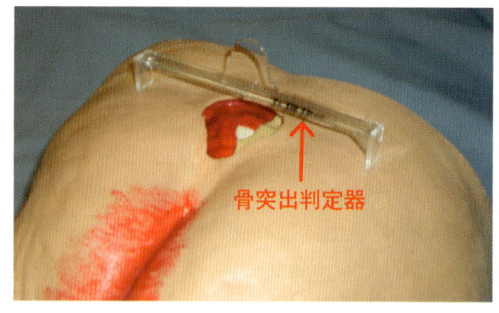

図2　骨突出の判定法

仙骨部の最も骨突出しているところに判定器の中央を合わせる。判定器がシーソーのような状態（判定機の両脚がつかない）であれば3点、骨突出があるように見えるが判定器が浮かない場合は1.5点、浮かない場合は0点とする

表3　OHスケールの項目の定義と評価方法

危険要因	定義	評価方法
自力体位変換能力	本人の意思を問うものではなく、自力で体の向きを変えることを指す	理由を問わずまったく自力で動けない場合は「3点」、動ける場合は「0点」、その中間が「1.5点」。迷う場合は、リスクとして高い得点にする
病的骨突出（仙骨部）	仙骨部の場合、両臀部の高さと同じか、または突出している状態を指す	測定器の中央を骨突出部に当て、中央から8cm離れた測定器の脚の浮き具合で判定。なし「0点」、0〜2cm未満「軽度・中等度1.5点」、2cm以上「高度3点」
浮腫	褥瘡部以外の部位で皮下組織内に組織間液が異常にたまった状態を指す	親指の腹でやさしく約5秒間押し、指を離してもそのままくぼんだ状態が続けば、浮腫あり「3点」、なしの場合「0点」
関節拘縮	関節の屈曲可動制限（関節の屈曲拘縮、伸展拘縮、変形など）があることを指す	関節の動きが悪くなっている状態が1か所でもあれば、あり「1点」。ない場合は「0点」

日本褥瘡学会編：在宅褥瘡予防・治療ガイドブック．2008．p.46．より

表4 危険要因レベル別褥瘡発症率と治癒期間

危険要因レベル	褥瘡発症率	治癒期間
軽度（1～3点）	約25％以下	40日
中等度（4～6点）	約26～65％	57日
高度（7～10点）	約66％以上	173日

大浦武彦, 堀田由浩：日本人の褥瘡危険要因［OHスケール］による褥瘡予防. 日総研；2005. p.49. より

表5 危険要因レベルごとの看護計画

危険要因による分類	危険要因レベル（褥瘡発症率）		看護対策
偶発性褥瘡	危険要因なし	●なし（発症は稀） ●事故、手術、意識消失など突発的な事由で発症	●救急、手術中、回復室、ICUなどの重症疾患において注意が必要 ●一般的な看護対策を行う
起因性褥瘡	危険要因あり	軽度レベル（25％以下）	●一般的な看護対策を行う ●体位変換、頭側ベッドアップ・ダウンなど特に圧・ずれ力排除に努力
		中等度（26～65％）	●すべての点で最高かつ細心の看護 ●個々の症例で注意すべき点が異なるので、症例ごとに「考える看護」が必要 ●クリニカルパスでも区別しておくことが望ましい ●体圧分散マットレスはコンピュータ制御の圧切り替え型を使用
		高度レベル（66％以上）	

大浦武彦, 堀田由浩：日本人の褥瘡危険要因［OHスケール］による褥瘡予防. 日総研；2005. p.49. より

Point 警戒要因に注目しよう

●警戒要因とは、褥瘡の発生や悪化に影響を及ぼすもの、注意を要するものであり、「栄養状態の低下」と「皮膚湿潤」の2項目があげられている。「栄養状態の低下」は褥瘡発生とは間接的に関係するものであるが、欠くことのできない要因である[5]。「皮膚湿潤」も同様で、オムツ使用による皮膚湿潤、多汗による全身的皮膚湿潤も、褥瘡発生と間接的に関係するとされている。

表6　各危険要因に合わせた看護計画（ベッド上臥位）

		体位変換	頭側ベッドアップ・ダウン時の圧・ずれ力	体圧分散マットレスの選択
自力体位変換能力	できる　0点	なし	—	特に必要なし
	どちらでもない 1.5点	3～4時間ごと	時々注意	●汎用タイプ　本人の希望も入れる高機能タイプ
	できない 3点	●2時間ごと ●いろいろな角度の側臥位	●常時注意する ●人力による挙上が望ましい	●高機能タイプ
病的骨突出	軽・中等度 1.5点	3～4時間ごと	注意する	●汎用タイプ　できれば高機能タイプ
	高度 3点	●側臥位の角度に注意 ●45度くらい必要なことが多い ●時に完全側臥位（高機能タイプのマットレス使用が条件）	●常時注意する ●人力による挙上とする ●圧・ずれ力・体位変換の角度を測定し、厳密に調整をする	●高機能タイプ　体圧分散性能を重視
浮腫	あり　3点	●下肢挙上保持 ●軟らかいクッションで広く支える	●下肢挙上 ●頭側挙上は30度以上にしない	●高機能タイプ ●補助用具に注意を払う
関節拘縮	あり　1点	●軟らかいクッションを使用する ●部位、程度に合わせたいろいろなサイズが必要 ●踵、外果を特に注意する	●拘縮部位とその周辺の骨突出部に圧・ずれ力が加わるので注意する ●特に踵、外果、膝、坐骨部に注意	●高機能タイプ ●補助用具が重要

大浦武彦，堀田由浩：日本人の褥瘡危険要因［OHスケール］による褥瘡予防．日総研；2005．p.49．より

Point　評価における留意事項

- 病的骨突出の判定は測定器を使用する。測定器を用いずに測定すると評価が曖昧になる。
- 仙骨部以外の突出では、測定器の当て方と測定方法の例示がないので曖昧になりやすく、判断も異なる可能性があるので注意する。
- 関節拘縮の変化は、「関節の動きが悪くなる」という主観的な判断で評価されるので、徐々に関節の動きが悪くなる場合には見落とす可能性もある。
- 栄養状態が警戒要因として注目されているが、在宅では血液検査などを頻繁に行えない。したがって身体計測により栄養状態の推移を客観的に把握し、喫食量や1日の水分量の評価も欠かさないようにする。

ブレーデンスケール

特徴

◎米国Braden博士とBergstrom博士によって褥瘡発生要因の構成概念の整理を文献検討により行って開発され、日本語に訳されたものである[6]。
◎Braden Scaleは今日、世界的にも使用頻度が高い。
◎ブレーデンスケールが有用とされる理由は、スケールとして重要な褥瘡発生の予測妥当性に優れているからである（p.29「コラム」参照）。
◎ブレーデンスケールの使用により、褥瘡発症率を50～60％低減できることが明らかにされている[7]。ただし、急性期のケースで特異度が低く、褥瘡ができない人に対して過度なケアを行ってしまう可能性も示唆されている[6,8]。

評価方法

◎「摩擦とずれ」以外の5項目は1点（最も悪い）～4点（最も良い）、「摩擦とずれ」は1点（問題あり）～3点（問題なし）の合計6～23点で評価する（**表7**）。
◎褥瘡発生の危険点：海外では16～18点、日本においては病院では14点、施設では17点で評価されている。患者（対象者）対看護師などの割合（看護・介護力の違い）により評価するための危険点を変えている[9]。
◎初回の採点時期：患者（対象者）が入院（入室）して24～48時間以内に行うこととされている。
◎推奨される採点頻度：在宅の場合では、寝たきり状態の指標（可動性・活動性）の変化に留意し、定期的（1週間に1回を目安）に行うことが推奨される。

Point 評価における推奨事項・留意事項

● 褥瘡管理加算などの算定もあり、病院では入院時に採点されることが多いが、施設や在宅でも早い段階にリスクチェックの一環として実施することを勧める。
● 採点の際に重症度のより高い点数のほうで評価し、早期から介入を図ろうとするのはよいが、過度な介護負担が長期療養でのケアに対する意識の低下、意欲の減弱をまねくおそれがある。適切かつ有効な方法を提示するためにも、週に1度の訪問時に適切に評価することが望まれる（**表8**）[9]。スケールの合計点が17点以下であれば、得点の低い項目内容に関して、褥瘡予防に向けたケアを計画・実施するのがよい[9]。
● 項目評価では、寝たきり状態の指標として有効な「可動性」「活動性」の得点の動き（変化）に留意する。短時間の訪問で動きについて評価するのは難しいことも多いため、対象者や家族から日常生活行動について情報収集しながら行うとよい。
● 採点者は「誰でもよい」とされているが、観察能力の差による評価の違いを避けるには同じ人が行うとよりよいだろう。

表7　ブレーデンスケール

患者氏名：	評価者氏名：		評価年月日：	
	1 まったく知覚なし	2 重度の障害あり	3 軽度の障害あり	4 障害なし
知覚の認知 ●圧迫による不快感に対して適切に反応できる能力	痛みに対する反応（うめく、避ける、つかむなど）なし。この反応は、意識レベルの低下や鎮静による。あるいは、体のおおよそ全体にわたり痛覚の障害がある	痛みにのみ反応する。不快感を伝えるときには、うめくことや身の置き場なく動くことしかできない。あるいは、知覚障害があり、体の1/2以上にわたり痛みや不快感の感じ方が完全ではない	呼びかけに反応する。しかし、不快感や体位変換のニードを伝えることが、いつもできるとは限らない。あるいは、いくぶん知覚障害があり、四肢の1、2本において痛みや不快感の感じ方が完全ではない部分がある	呼びかけに反応する。知覚欠損はなく、痛みや不快感を訴えることができる
	1 常に湿っている	2 たいてい湿っている	3 時々湿っている	4 めったに湿っていない
湿潤 ●皮膚が湿潤にさらされる程度	皮膚は汗や尿などのために、ほとんどいつも湿っている。患者を移動したり、体位変換するごとに湿気が認められる	皮膚はいつもではないが、しばしば湿っている。各勤務時間中に少なくとも1回は寝衣寝具を交換しなければならない	皮膚は時々湿っている。定期的な交換以外に、1日1回程度、寝衣寝具を追加して交換する必要がある	皮膚は通常乾燥している。定期的に寝衣寝具を交換すればよい
	1 臥床	2 座位可能	3 時々歩行可能	4 歩行可能
活動性 ●行動の範囲	寝たきりの状態である	ほとんど、またはまったく歩かない。自力で体重を支えられなかったり、椅子や車椅子に座るときは、介助が必要であったりする	介助の有無にかかわらず、日中時々歩くが、非常に短い距離に限られる。各勤務時間中にほとんどの時間を床上で過ごす	起きている間は少なくとも1日2回は部屋の外を歩く。そして少なくとも2時間に1回は室内を歩く
	1 まったく体動なし	2 非常に限られる	3 やや限られる	4 自由に体動する
可動性 ●体位を変えたり整えたりできる能力	介助なしでは、体幹または四肢を少しも動かさない	時々体幹または四肢を少し動かす。しかし、しばしば自力で動かしたり、または有効な（圧迫を除去するような）体動はしない	少しの動きではあるが、しばしば自力で体幹や四肢を動かす	介助なしで頻回にかつ適切な（体位を変えるような）体動をする
	1 不良	2 やや不良	3 良好	4 非常に良好
栄養状態 ●普段の食事 ●摂取状況	決して全量摂取しない。めったに出された食事の1/3以上を食べない。タンパク質・乳製品は1日2皿（カップ）分以下の摂取である。水分摂取が不足している。消化態栄養剤（半消化態、経腸栄養剤）の補充はない。あるいは、絶食であったり、透明な流動食（お茶、ジュースなど）なら摂取したりする。または、末梢点滴を5日間以上続けている	めったに全量摂取しない。普段は出された食事の約1/2しか食べない。タンパク質・乳製品は1日3皿（カップ）分の摂取である。時々消化態栄養剤（半消化態、経腸栄養剤）を摂取することもある。あるいは、流動食や経管栄養を受けているが、その量は1日必要摂取量以下である	たいていは1日3回以上食事をし、1食につき半分以上は食べる。タンパク質・乳製品を1日4皿（カップ）分摂取する。時々食事を拒否することもあるが、勧めれば通常補食する。あるいは、栄養的におおよそ整った経管栄養や高カロリー輸液を受けている	毎食おおよそ食べる。通常はタンパク質・乳製品を1日4皿（カップ）以上摂取する。時々間食（おやつ）を食べる。補食する必要はない
	1 問題あり	2 潜在的に問題あり	3 問題なし	
摩擦とずれ	移動のためには、中等度から最大限の介助を要する。シーツでこすれず体を動かすことは不可能である。しばしば床上や椅子の上でずり落ち、全面介助で何度ももとの位置に戻すことが必要となる。痙攣、拘縮、振戦は持続的に摩擦を引き起こす	弱々しく動く。または最小限の介助が必要である。移動時皮膚は、ある程度シーツや椅子、抑制帯、補助具などにこすれている可能性がある。たいがいの時間は椅子や床上で比較的よい体位を保つことができる	自力で椅子や床上を動き、移動中十分に体を支える筋力を備えている。いつでも、椅子や床上でよい体位を保つことができる	
				Total

真田弘美：褥瘡の予防．厚生省老人保健福祉局老人保健課監：褥瘡の予防・治療ガイドライン．1999；照林社．p.11．より

表8 ブレーデンスケールの各項目の定義

知覚の認知	圧迫による不快感に対して適切に反応できるかどうかをみる項目である。"あるいは"の表現で「意識レベル」と「皮膚の知覚」という2つの構成要素に分かれている。双方の得点が異なる場合は低いほうの得点を採点する
湿潤	皮膚が湿潤にさらされる頻度をみる項目である。発汗やドレーン排液による湿潤も含む。寝衣・寝具にはオムツも含む
活動性	行動範囲を示し、圧迫が取り除かれる時間をみるだけではなく、動くことにより血流の回復を図ることをみる項目である。元来の活動能力の有無にかかわらず、現状の動くことができる範囲を判断する
可動性	体位変換できる能力を示し、骨突起部の圧迫を取り除くために位置を変える力と本人の動機も含む。看護師・介護者が体位変換を行うことは含まない。完全に体の向きを変えることと同様に、局所を浮かせたり、位置を変えたりすることも含む
栄養状態	普段の食摂取状態をカロリーとタンパクの摂取量でみる項目である。ほかの項目と異なり1週間の食摂取状態を評価する。"あるいは"の表現で「経口栄養」と「経管（経腸）栄養または静脈栄養」という2つの構成要素に分かれている。栄養摂取経路を併用し、得点が異なる場合は、主となる経路の得点を採用する
摩擦とずれ	摩擦とは皮膚が寝衣・寝具に擦れることを、ずれとは筋肉と骨が外力によって引き伸ばされることを指す。両者を区別することは困難なため1つの項目として扱っている

日本褥瘡学会編：在宅褥瘡予防・治療ガイドブック．2008．p.45．より

コラム 予測妥当性とは何か

　予測妥当性は「感度」と「特異度」で評価される。感度は褥瘡が発生した人の中で褥瘡発生を予測できた割合で、特異度は褥瘡が発生しなかった人の中で褥瘡発生しないと予測できた割合のことを指す。ブレーデンスケールをキーワードとして検索した文献では、ブレーデンスケールの的中率（予測妥当性）が高いことが示されている[10]。

褥瘡危険因子評価表

特徴

◎本評価表は、診療報酬において褥瘡対策未実施減算策が展開された当時、厚生労働省から示された「褥瘡対策に関する診療計画書」（平成18年3月6日保医発第0306002号厚生労働省保険局医療課長通知）別紙様式4に従うものである。

◎褥瘡の履歴・危険因子の評価・褥瘡状態の評価・看護計画から構成される（**表9・10**）。「危険因子の評価」はOHスケールに改良がなされたもの、「褥瘡状態の評価」は日本褥瘡学会が作成した褥瘡経過評価用のDESIGNに基づき作成されたものである。

◎1つの評価表にいくつもの既存スケールが組み込まれた形式のため、褥瘡治療・ケアに関する高い認識と経験が求められる。この評価表を的確に使用するには、日常生活自立度の判定（障害老人の日常生活自立度判定）、先述したOHスケール、並びにDESIGNを理解している必要がある。

◎ケアの必要性の「あり・なし」をスクリーニングすることが主になっている。計測するための評価法にはなっていないため、リスクが「高い・低い」などの評価は行えない。しかし、スクリーニング効果は高く、少しでもリスクのある患者に早い段階から介入を促す機能を有している。

評価方法

◎まず対象者のスクリーニングを行う。「日常生活自立度」評価が「B」「C」の人は、定期的に観察・評価を続ける[11]。

◎「危険因子の評価」で1つでも「あり」あるいは「できない」の項目があった場合、ただちに看護計画を立案・実施する[11]。

◎当初、危険因子「なし」と評価された人でも、状態の急変や状況の変化（手術による安静制限が加わるなど）があれば暫時評価する必要がある。また危険因子「なし」の人での見落としがないよう、定期評価として1週間に1回、スクリーニングを行うことを勧める。

表9 褥瘡危険因子評価表

	氏名　　　　　　　　殿　　男　女　　病棟　　　　　　　　　　　計画作成日　・　・
	明・大・昭・平　年　月　日生（　歳）　　記入担当者名
	褥瘡の有無　1. 現在　なし　あり（仙骨部、坐骨部、尾骨部、腸骨部、大転子部、踵骨部）　　褥瘡発生日　・　・
	2. 過去　なし　あり（仙骨部、坐骨部、尾骨部、腸骨部、大転子部、踵骨部）

<table>
<tr><td rowspan="7">危険因子の評価</td><td colspan="2">日常生活自立度　J(1、2)　A(1、2)　B(1、2)　C(1、2)</td><td>対処</td></tr>
<tr><td>基本的動作能力　（ベッド上　自立体位変換）
　　　　　　　（イス上　座位姿勢の保持、除圧）</td><td>できる　　できない
できる　　できない</td><td rowspan="6">「あり」もしくは「できない」が
1つ以上の場合、看護計画を
立案し実施する</td></tr>
<tr><td>病的骨突出</td><td>なし　　　あり</td></tr>
<tr><td>関節拘縮</td><td>なし　　　あり</td></tr>
<tr><td>栄養状態低下</td><td>なし　　　あり</td></tr>
<tr><td>皮膚湿潤（多汗、尿失禁、便失禁）</td><td>なし　　　あり</td></tr>
<tr><td>浮腫（局所以外の部位）</td><td>なし　　　あり</td></tr>
</table>

<table>
<tr><td rowspan="7">褥瘡状態の評価</td><td>深さ</td><td>(0)なし　(1)持続する発赤　(2)真皮までの損傷　(3)皮下組織までの損傷　(4)皮下組織を越える損傷
(5)関節腔、体腔に至る損傷または深さ判定不能の場合</td></tr>
<tr><td>滲出液</td><td>(0)なし　(1)少量：毎日の交換を要しない　(2)中等量：1日1回の交換　(3)多量：1日2回以上の交換</td></tr>
<tr><td>大きさ(cm²)
長径×長径に直交する最大径</td><td>(0)皮膚損傷なし　(1)4未満　(2)4以上16未満　(3)16以上36未満　(4)36以上64未満
(5)64以上100未満　(6)100以上</td></tr>
<tr><td>炎症／感染</td><td>(0)局所の炎症徴候なし　(1)局所の炎症徴候あり（創周辺の発赤、腫脹、熱感、疼痛）
(2)局所の明らかな感染徴候あり（炎症徴候、膿、悪臭）　(3)全身的影響あり（発熱など）</td></tr>
<tr><td>肉芽形成
良性肉芽が占める割合</td><td>(0)創閉鎖または創が浅いため評価不可能　(1)創面の90％以上を占める　(2)創面の50％以上90％未満を占める
(3)創面の10％以上50％未満を占める　(4)創面の10％未満を占める　(5)まったく形成されていない</td></tr>
<tr><td>壊死組織</td><td>(0)なし　(1)柔らかい壊死組織あり　(2)硬く厚い密着した壊死組織あり</td></tr>
<tr><td>ポケット(cm²)
（ポケットの長径×長径に
直交する最大径）－潰瘍面積</td><td>(0)なし　(1)4未満　(2)4以上16未満　(3)16以上36未満　(4)36以上</td></tr>
</table>

<table>
<tr><td rowspan="6">看護計画</td><td colspan="2">留意する項目</td><td>計画の内容</td></tr>
<tr><td rowspan="2">圧力、ずれ力の排除
（体位変換、体圧分散寝具、頭部挙
上方法、車椅子姿勢保持等）</td><td>ベッド上</td><td></td></tr>
<tr><td>イス上</td><td></td></tr>
<tr><td colspan="2">スキンケア</td><td></td></tr>
<tr><td colspan="2">栄養状態改善</td><td></td></tr>
<tr><td colspan="2">リハビリテーション</td><td></td></tr>
</table>

（記載上の注意）
1. 日常生活自立度の判定にあたっては「『障害老人の日常生活自立度（寝たきり度）判定基準』の活用について」
　（平成3年11月18日厚生省大臣官房老人保健福祉部長通知　老健第102-2号）を参照のこと
2. 日常生活自立度がJ1～A2である患者については、当該計画書の作成を要しないものであること

日本褥瘡学会編：在宅褥瘡予防・治療ガイドブック．2008．p.42．より

2 在宅で用いられるリスクアセスメントツール

表10 褥瘡危険因子評価表の「危険因子の評価」の各項目の定義

日常生活自立度	●小児も含む全対象者に対し「障害老人の日常生活自立度（寝たきり度）判定基準」を活用し、日常生活の自立度評価を行い、対象者のスクリーニングを行うことを指す
基本的動作能力 1 ベッド上－自力体位変換	●本人の意思を問うものではなく、自力で体の向きを変えることを指す ●自力体位変換ができても、得手体位（患者の好む体位）や痛みのために同一体位を長時間続けるようであれば、自力体位変換できないとする
基本的動作能力 2 イス上－座位姿勢の保持、除圧 ※イスに座るとは、車椅子を含む	●座位姿勢の保持　特に姿勢が崩れたりせず座ることができることを指す ●除圧　自分で座り心地をよくするために姿勢を変えることができることを指す
病的骨突出	●仙骨部の場合、両臀部の高さと同じか、または突出している状態を指す
関節拘縮	●関節の屈曲可動制限（関節の屈曲拘縮、伸展拘縮、変形など）があることを指す
栄養状態低下	●褥瘡発生を予防するために必要な栄養が適切に供給されていないことを指し、アルブミン値3.5g/dlを目安とする ●体重減少や喫食率も重要な項目となる
皮膚湿潤（多汗、尿失禁、便失禁）	●多汗　多量の汗をかくことを指す ●尿失禁　臀部皮膚が尿で濡れていることを指す ●便失禁　便が臀部皮膚についている時間があることを指す ●いずれか1つでも該当すれば、皮膚湿潤は「あり」と評価する
浮腫	●褥瘡部以外の部位で皮下組織内に組織間液が異常にたまった状態を指し、下腿前面脛骨部、足背、背部などで確かめる ●指で押すと圧痕を残すか否かで判断する

日本褥瘡学会編：在宅褥瘡予防・治療ガイドブック．2008．p.43．より

Point　評価における留意事項[11]

- この評価表は医療機関内での使用を想定して作成されている。そのため、在宅褥瘡ケアで重要な、1）介護者（家族）の疲労、2）介護者（家族）の関心、3）介護力不足の有無、などの視点は欠けている。したがって、対象者の個体要件にかかわる項目で、直接、介護に関係してくる内容について評価できるよう、アセスメント項目に工夫が必要になる。
- 評価表に含まれる項目は、ケアの提供場所が病院から在宅へ移行しても観察・評価されるべき事項である。この評価表は在宅ケアに従事する人たちにも褥瘡ケアに関する共通言語との認識のもとで使用されることが望まれる。

在宅版K式スケール

特徴

◎在宅療養者の褥瘡発生には対象者の要因（個体要因）に加え、介護力（環境ケア要因）も関連していると考えられることから、予測妥当性に優れたK式スケール[12]に「介護知識がない」「栄養」の2項目を加えたものが本スケールで、村山らにより開発された[13]（**表11・12**）。
◎「前段階要因」と「引き金要因」の2段階方式となっている。
◎K式スケールの信頼性・妥当性は、ブレーデンスケールと比較して高いことが明らかにされている[12]。
◎特徴は、褥瘡予防に特化した項目であること、褥瘡発生リスクが対象者の個体要因に起因するものか介護者に起因するものかなど介入方法や介入対象者を明確にできる点などにある。

評価方法

◎前段階要因4項目、引き金要因4項目の各項目内容に該当する場合は「Yes 1点」とする。前段階要因が1点以上であれば褥瘡発生リスクが「あり」と評価され、具体的な看護介入を始める必要がある。
◎初回訪問時、対象者が「寝たきり、あるいは1日のほとんどを自宅の床上で過ごす」か否かによって評価の必要性を見極める[14]。評価は、基本的に1週間に1回行う。
◎基礎疾患の状態変化や体重の増減などの健康状態の経過も合わせて評価することが必須である。

2 在宅で用いられるリスクアセスメントツール

表11 在宅版K式スケール

前段階要因　YES 1点

日中促さなければ臥床・自立歩行不可

前段階スコア　　点

[　]　**自力体位変換不可**
- 自力で体位変換できない
- 体位変換の意思を伝えられない
- 得手体位がある

[　]　**骨突出**
- 仙骨部体圧40mmHg以上測定
- できない場合は
  骨突出（仙骨・尾骨・坐骨結節・大転子・腸骨稜）
- 上肢・下肢の拘縮、円背

[　]　**栄養状態悪い**
- まず測定Alb 3.0g/dl or TP 6.0g/dl
  Alb、TPが測定できない場合は
- 腸骨突出40mm以下
  上記が測定できないときは
- 浮腫・貧血
- 自分で食事を摂取しない
- 必要カロリーを摂取していない（摂取経路は問わない）

[　]　**介護知識がない**
- 褥瘡予防のポイント ①除圧・減圧、②栄養改善、③皮膚の清潔保持の3点について述べることができない

引き金要因　YES 1点

引き金スコア　　点

体圧　[　] 体位変換ケア不十分（血圧の低下80mmHg未満、抑制、痛みの増強、安静指示などの開始）

湿潤　[　] 下痢便失禁の開始、尿道バルン抜去後の尿失禁の開始、発熱38.0度以上などによる発汗（多汗）の開始

ずれ　[　] ギャッチアップ座位などのADL拡大による摩擦とずれの増加の開始

栄養　[　] 1日3食を提供できない。食事のバランスに偏りがあるが、おやつや栄養補助食品などを提供できない

基礎疾患名

治療内容（健康障害の段階）
急性期・術後回復期・リハビリ期・終末期・高齢者
[身長]　　cm [体重]　　kg [年齢]　　[性別] 男　女

実際　　褥瘡　有　無
発生日　　部位　　深度
発生日　　部位　　深度
コメント
使用体圧分散寝具名

● 太枠　　は、K式スケールに加えた介護力を評価する項目

日本褥瘡学会編：在宅褥瘡予防・治療ガイドブック．2008．p.48．より

表12　在宅版K式スケールの項目の定義

前段階要因　対象が普段からもっている要因のこと	
自力体位変換不可	●自力で体位変換できない、体位変換の意思を伝えられない、得手体位があるかをみる
骨突出	●仙骨部の体圧を測定し40mmHg以上（セロを使用した場合）あるかでみる ●体圧が測定できない場合は、骨突出（仙骨・尾骨・坐骨結節・大転子・腸骨稜）の有無、上肢・下肢の関節拘縮、円背の有無でみる
栄養状態悪い	●Alb（アルブミン）3.0g/dl、あるいはTP（トータルプロテイン）6.0g/dl未満かでみる ●Alb、またはTPが測定できないときは、腸骨突出度を測定する。40mm以下かをみる（イリアックスケールを使用すると簡便） ●いずれも測定ができない状況であれば、浮腫、貧血、自分で食事を摂取しない、必要カロリーを摂取していないに該当するかでみる
介護知識がない	●褥瘡予防のポイント　①除圧・減圧、②栄養改善、③皮膚の清潔保持の3点について述べることができるかでみる
引き金要因　前回採点したときから（1週間以内に）変化が生じていた（加わった）項目のこと	
体圧	●どのような理由であろうとも体位変換ケアが不十分になったかをみる
湿潤	●下痢便失禁の開始、膀胱内留置バルーン抜去後の尿失禁の開始、発熱38.0度以上などによる発汗（多汗）のいずれかが該当するかをみる
ずれ	●ギャッジアップ座位などのADL※拡大による摩擦とずれの増加があったかをみる
栄養	●1日3食を提供できない、あるいは食事のバランスに偏りがあるが、おやつや栄養補助食品などを提供できないかが該当するかをみる

※ADL : Activities of Daily Living（日常生活動作）
日本褥瘡学会編：在宅褥瘡予防・治療ガイドブック．2008．p.49．より

Point　評価における留意事項

- 前段階要因の「介護知識がない」の評価は、ケア介入を行う人（同居家族）に対して実施しなくては意味がない。また、その評価では、必ず①除圧・減圧、②栄養改善、③皮膚の清潔保持、のすべてについて述べられなくてはならない。一つでも述べられない場合は、「介護知識がない」と評価する。
- 本スケールは、褥瘡の発生が対象者の個体要因によるものか、介護力によるものかを見極めるスケールであるが、独居老人の場合や、同居家族以外の介護者による場合において信頼性があるか否かの検討は行われていない。
- 本スケールは、介護者の能力評価が行えるだけでなく、教育にも使える。単にリスクチェックとして使用するだけでなく、活用の方法を工夫するとよい。

文献

1) 日本褥瘡学会編：褥瘡予防・管理ガイドライン．2009．p.41．
2) 日本褥瘡学会編：在宅褥瘡予防・治療ガイドブック．2008．p.41．
3) 大浦武彦，堀田由浩：日本人の褥瘡危険要因［OHスケール］による褥瘡予防．2005；日総研．p.3．
4) 前掲1)．p.46．
5) 前掲1)．p.44．
6) 真田弘美ほか：日本語版Braden Scale の信頼性と妥当性の検討．金沢大学医療技術短期大学部紀要．1991；15：101-105．
7) Bergestrom N, et al. : Using a research-based assessment scale in clinical practice. Nurs Clin North Am 1995；30：539-551.
8) Bridel J : Pressure sore risk in operating theatres. Nurs Stand 1993；7（32）：4-10.
9) 日本褥瘡学会編：在宅褥瘡予防・治療ガイドブック．2008．p.45．
10) Brown SJ : The Braden Scale. A review of the research evidence. Orthop Nurs 2004；23：30-38.
11) 日本褥瘡学会編：在宅褥瘡予防・治療ガイドブック．2008．p.42-43．
12) 大桑真由美ほか：K式スケール（金大式褥瘡発生予測スケール）の信頼性と妥当性の検討－高齢者を対象にして－．日本褥瘡学会誌 2001；3（1）：7-13．
13) 村山志津子ほか：在宅版褥瘡発生リスクアセスメントスケールの開発．日本褥瘡学会誌 2007；9（1）：28-37．
14) 日本褥瘡学会編：在宅褥瘡予防・治療ガイドブック．2008．p.48-49．

Chapter 03

動きの仕組みを理解しよう

Chapter 03

1 安定と不安定

重心と安定性

　人体の姿勢や動作における「安定」と「不安定」という2つの状態を理解するには、これらと"重心"、"重心線"との関係を知らなくてはならない。

　重心とは、ある物体の重さの中心（重力の合力の作用点）である。そして、この重心と地面を垂直に結ぶ線（すなわち、重力方向に下ろした線）を「重心線」という。人間が立位姿勢をとったときの重心は、人体の重さを、①左右に等しく分ける面（矢状面）、②前後に等しく分ける面（前額面）、③上下に等しく分ける面（水平面）の3つの面が交わった点にあり、その場所は、骨盤内で仙骨の少し前のところになる[1]（**図1**）。

　また、物体の底面を「支持基底面（base of support：以下、基底面）」という。

　そして、「安定」と「不安定」という状態は、物体の重心線と基底面の関係（重心線が基底面内に入るかどうか）によって決まる。これが「はずれている状態」（入らない状態）が「不安定」な状態であり、「入っている状態」が「安定」な状態となる。そして、「安定」な状態には程度の差が存在する。

　これを模式図（**図2・3**）を使って説明する。

　図2ではⓐの直方体を真横から見て、ⓑの状態からⓔの状態に回転させる様子を表している。Wの矢印を下線方向に下ろした重心線と基底面の関係をみると、ⓑはもちろん、ⓒとⓓの状態まで重心線は基底面に入っている（接している）ので「安定」（ⓓの状態を「準安定」という）であり、「はずれた」（接しない）ⓔは「不安定」ということになる。

　図3では、重心線が基底面から「はずれた」（接しない）ⓐは「不安定」で、「入っている」ⓑⓒは「安定」である。ちなみに、物体は基底面の面積が大きければ大きいほど、重心が低ければ低いほど安定する。ⓑとⓒについていうと、ⓒのほうが重心と基底面の距離が短いため、より安定した状態になっている。

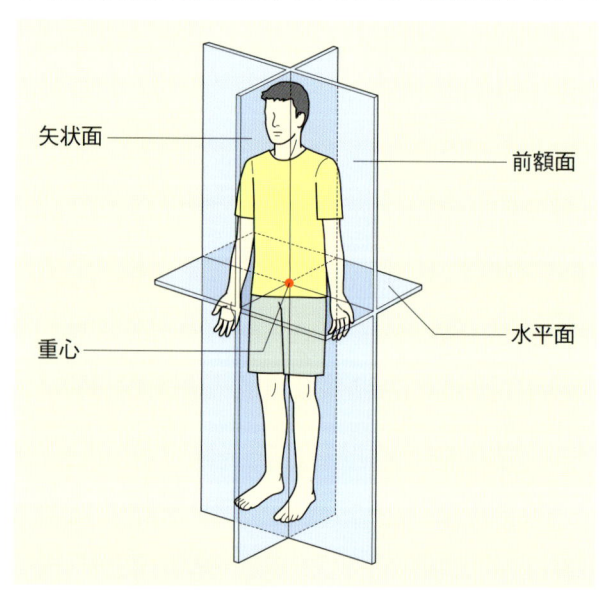

図1　3つの面と重心の関係

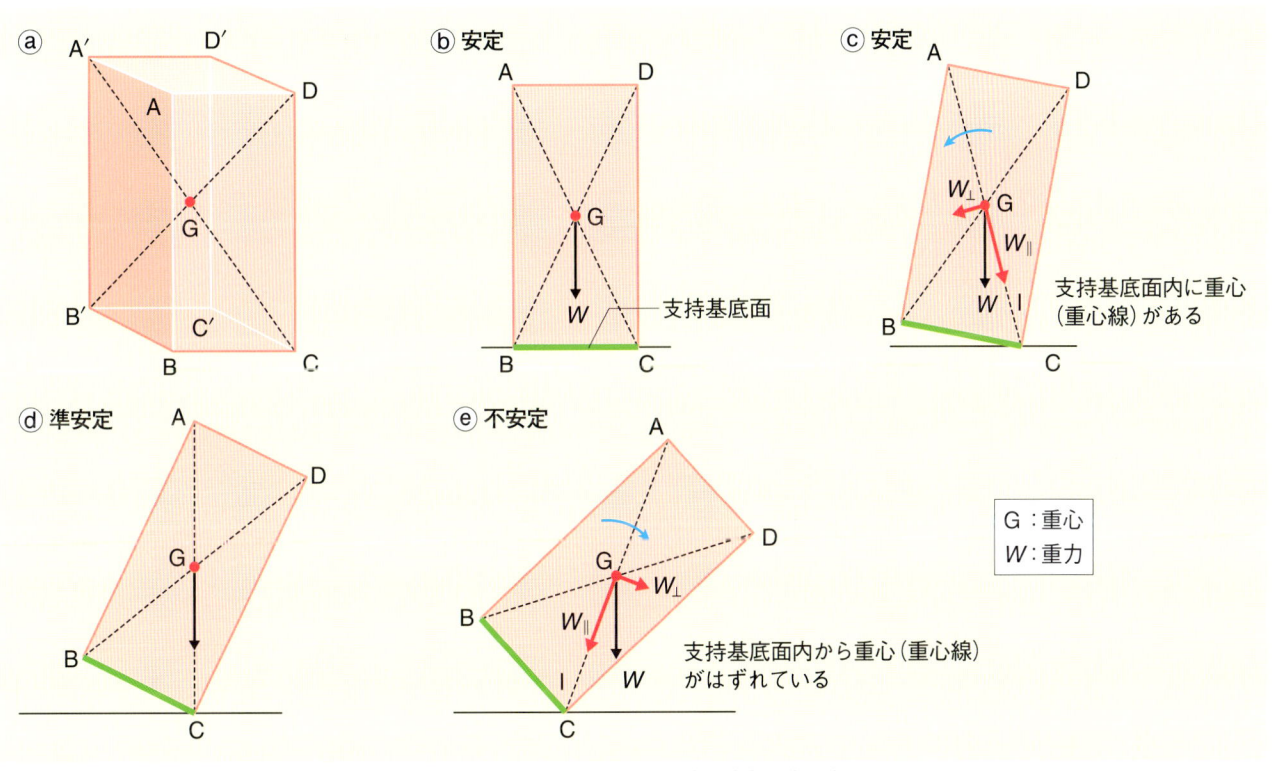

動きの仕組みを理解しよう **C**hapter 03

図2　重心と安定性① (平田雅子：完全版 ベッドサイドを科学する―看護に生かす物理学. 学研；2009. p.40. に一部加筆)

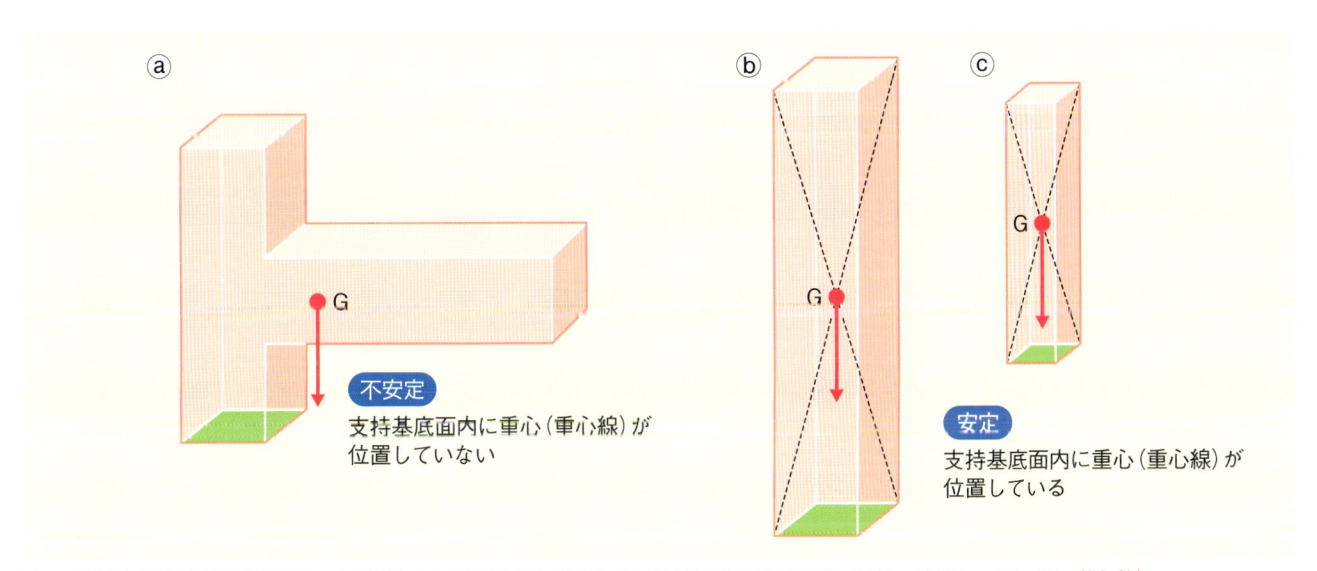

図3　重心と安定性② (平田雅子：完全版 ベッドサイドを科学する―看護に生かす物理学. 学研；2009. p.41. に一部加筆)

1 安定と不安定

介助場面での応用

この「安定」と「不安定」の知識を介助場面にあてはめて考えてみよう。

移動や移乗といった動作は、「安定」から「不安定」な状態を経て、再び「安定」な状態に戻ることである。すなわち、「安定」と「不安定」の知識を介助動作に応用する場合に重要なのは、"いかに「より安定な状態」を作り、「不安定な状態」の時間を短くするか"であり、「対象者」と「介助者」の身体を"一つの物体"としてみた場合に（以下、「対象者―介助者」）、どうしたら安定な状態が作り出せるかということにある。

「重心線が基底面をはずれると不安定になる」。そこで、移動や体位変換などの介助で対象者を安定的に抱える場合には、介助者が足を広げて「対象者―介助者」の基底面を広くし、対象者に"接近"して基底面内に重心線が入るようにすればよい（図4）。このときに重要なのは、体を密着させることではなく、"対象者を抱えた状態の"「対象者―介助者」の重心線を基底面内に位置づけることを目的と考えることである（密着ではなく、バランスがとれていることが重要）。

当然のことながら、重心線は、基底面積が広いほど基底面内を通る可能性が高くなる。図5は、立位時の足の開き方による基底面積の違いと重心動揺の様子を表したものである。足を大きく開くほど基底面積は大きくなり、重心線が基底面内に入りやすいことがわかる。これは介助者に限ったことではない。対象者が自力で立位になったり、歩行を行うときにも同様のことがいえる。対象者が手すりや杖などを用いた場合には、何も用いない場合より対象者の基底面積は広がり、安定することになる（図6）。

重心は、前述したように低ければ低いほど安定する。したがって、介助する際は、より低い姿勢をとることで安定性を増すことができる（図7）。

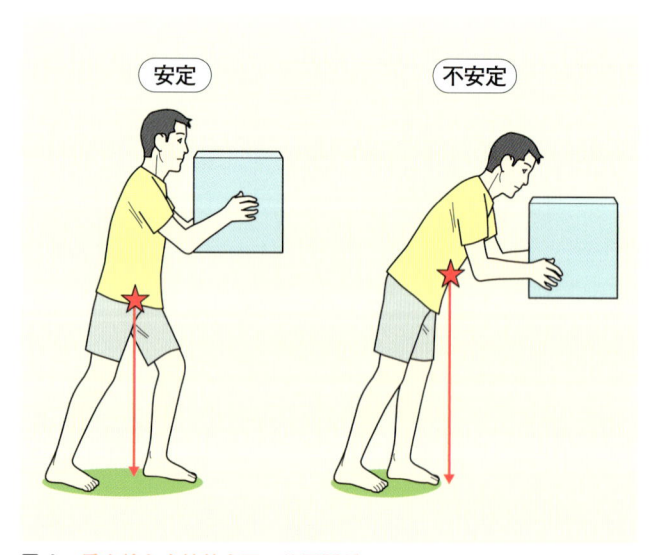

図4 重心線と支持基底面の位置関係

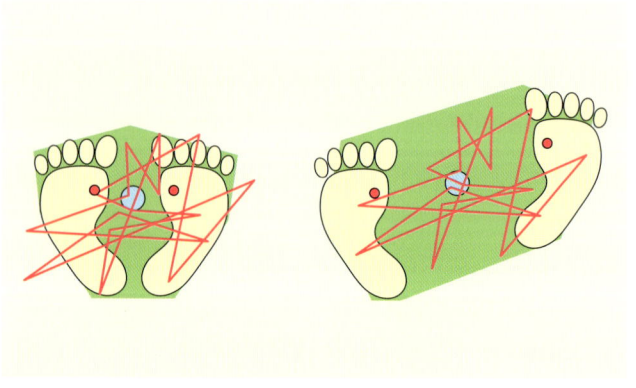

図5 立位時の支持基底面積の違いと重心動揺

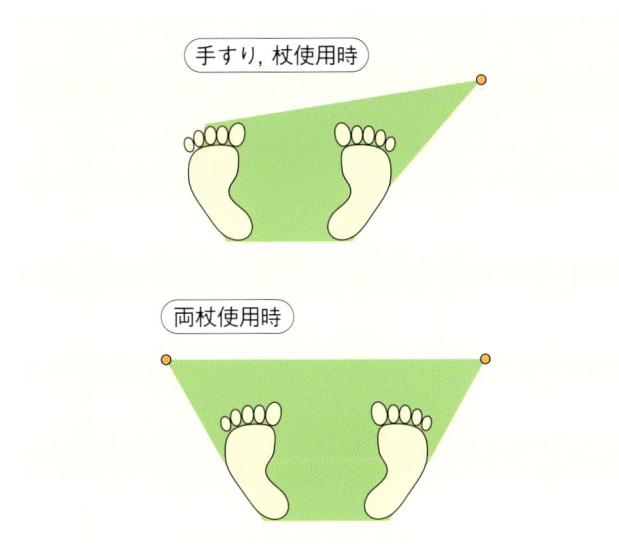

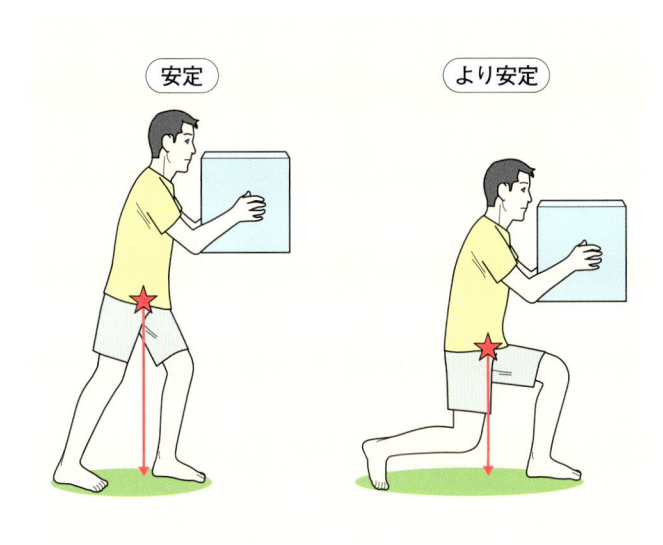

図6　手すりや杖使用時の立位での支持基底面

図7　重心の高さと安定

「安定な状態を作ること」が恐怖や苦痛の除去につながる

　適正な「動き」は筋肉の緊張・弛緩によい影響を及ぼし、廃用症候群の予防につながる。
　すなわち、自然な動きに基づいた介助を行ったときには、対象者にリラックス効果をもたらし、このことが結果的には関節拘縮などの予防となる。
　一方で不適切な「動き」、すなわち、急激な、必要以上の動きの強要は痛みや異常な緊張を生じさせて、関節拘縮などの二次障害を引き起こす原因となっている。たとえば、不安定な状態で対象者を動かしてしまった場合は、バランスの崩れを補うためにすばやく介助を終わらせようと力任せの乱暴な扱いとなる。このような介助が対象者に恐怖や苦痛を感じさせ、筋の過緊張を引き起こしている。
　すなわち、介助を行う際に、「安定」「不安定」な状態を正しく理解することは、対象者・介助者双方にとって、無理のない、スムーズな動作を行うために必須のことである。動作介助やポジショニングで対象者の体を動かすときには、重心線と基底面の関係を考慮し、「より安定な状態」を作り出すことを心がけ、対象者に無理な、あるいは無用な刺激を与えないよう、適正な方法で介助することが望まれる。

Chapter 03

2 動きと体重移動

無理な持ち上げ動作と回旋を利用した体重移動の違い

　動きは重力に逆らう行為であるが、私たちは日常の動作すべてを重力に真っ向から逆らって体を頻繁に持ち上げながら行動すると大きく疲労してしまう。介護においても同じであり、介助者はすべてを持ち上げながら介助をしていては腰を痛め、体力も消耗してしまう。つまり"持ち上げる"介助方法では、すべての体重を介助者が支えなければいけないことになる。これは大きく移動介助を行うときのみでなく、体の一部分を動かすときにもあてはまる。

頭部の動きの介助

　たとえば❶のように重力に大きく逆らって頭部を真上に持ち上げると、頭部の重さは介助者の手掌にすべてかかってくる。私たちは日常生活において、自然に自分で動く場合は、このような頭部の挙上方法はとらない。この方法で行うと、頭部の重さを不安定な頸部で支えることになり、かなり大きな負担がかかるからである。自然な動きを考えると、まず頭部を若干回旋しながら、顎を頸部・胸部にくっつけるようにして頭部の先端を軽く持ち上げる。そのようにして安定している胸部に体重移動して頭部を支える。私たちが無意識に行う自然な方法と同様に介助をすれば、介助者も対象者も楽に動作を行うことが可能になる（❷）。

肩甲帯の動きの介助

　肩甲帯や骨盤、上肢・下肢などあらゆる部位においても同じ現象で体を動かしている。肩甲帯の場合も真上に上げると、やはり手掌に体重が大きくかかる（❸）。しかし、❹のように上げたい側の肩甲帯の体重を反対側の肩甲帯に移すように、回旋させながら上げると楽に動く。

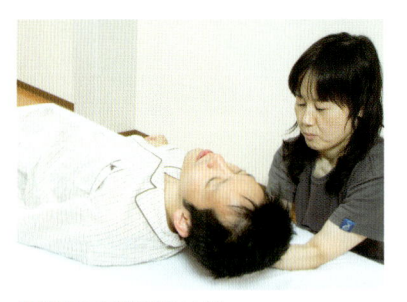

❶ 頭部の無理な持ち上げ

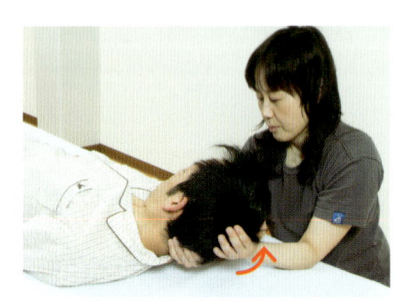

❷ 頭部の回旋運動による持ち上げ

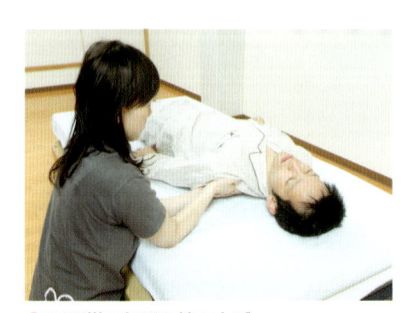

❸ 肩甲帯の無理な持ち上げ

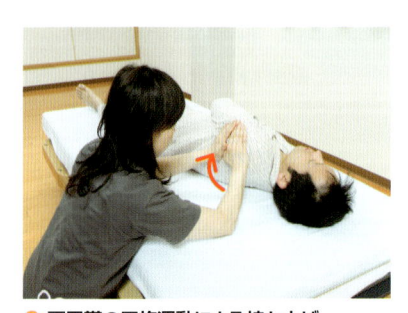

❹ 肩甲帯の回旋運動による持ち上げ

下肢の動きの介助

　下肢も、私たちの日常の動作では、まっすぐ持ち上げたり（❺）、また膝を立てる場合でも膝を持ち上げて動かすことは少ない。このような動作は意識下で行われやすい。日常、自然に行われるのは、やはり回旋を利用した動作であり、大腿部を若干外に開くように回旋させて（外旋・外転方向）、曲げていくことが多い。ただし、寝ているときにも足部が内側に倒れるような内股の人は、内側に回旋させながら動かすほうがよい場合もある。介助で実施する際は、大腿部と下腿部の体重を軽く受けてもつように把持し、回旋させながら動かすと楽に動かすことができる（❻❼❽）。

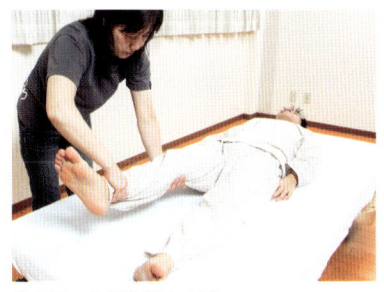

❺ **下肢の無理な持ち上げ**

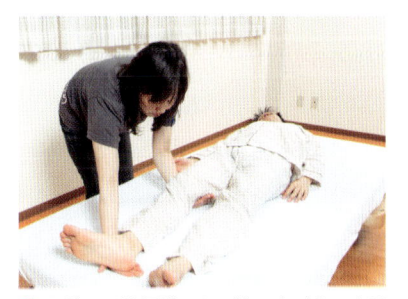

❻ **下肢の回旋運動による持ち上げ①**　大腿部と下腿を軽く受けるように持つ

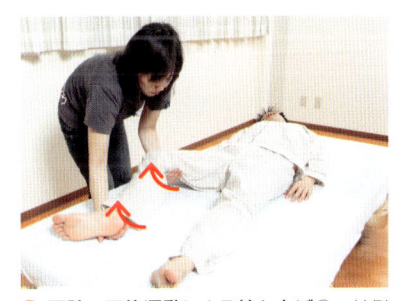

❼ **下肢の回旋運動による持ち上げ②**　外側に開くように動かす

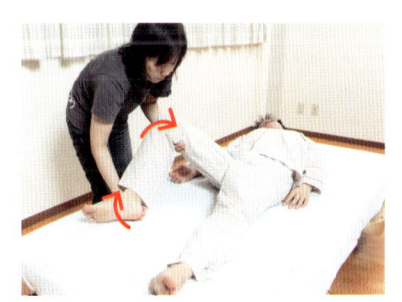

❽ **下肢の回旋運動による持ち上げ③**　自然に膝下に隙間があいてきたら曲げていく

2 動きと体重移動

回旋運動を利用した介助のススメ

　これまで述べたように、回旋を利用して体重移動を行うことが私たちの日常の動きの基本となっている。では、この基本を利用して、少し大きく動かす場合を考えてみよう。

　❾❿のように、前述した方法で肩甲帯を徐々に動かしていくと、回旋により肩甲帯だけにとどまらず、骨盤までが持ち上がり、寝返り動作につながる。これは、肩が回旋したことで背中を大きく覆う筋肉により骨盤も引っ張られるためである。

　この基本的な動きは、寝返りだけでなく、座位でもみられる。たとえば、私たちはふかふかのソファーに大きく背中に体重を預けて座っているときに立ち上がろうとする場合、まっすぐ腹筋を使用して起き上がるかというとそうではない。この動作も行うが、それは「さあ、立ち上がろう！」と意を決しての動作、意識下のことである。日常のなかで自然に動く場合は、やはり回旋運動を用いる。

　介助動作で考えてみると、大きく後方に傾いた座位姿勢を修正するときに、⓫のように肩上部を前方に引っ張るように動かしても体の上部が若干丸くなるだけで、なかなか全体が起きてこない。つまり、この介助方法では、骨盤にまで動きが伝わらず、姿勢の修正につながらない。このときに、片方の肩のみを前下方に回旋させるように動かすと、寝ているときと同様に骨盤まで引っ張られ、簡単に姿勢修正ができる。片側の骨盤が起きたら反対側も同様に行うことで体全体を起こすことが可能である（⓬⓭）。

　私たちが自然に行っている回旋運動を利用した動きを介助に用いることは、単に介助者の負担が減るだけでない。介助者は体重をすべて支えることがないため、力任せに動かす必要もなく、対象者に痛みや違和感を与えずに介助することが可能となる。痛みや違和感、つまり「いやな刺激」は人の筋緊張を亢進させやすく、これが繰り返し行われることで筋肉が硬くなり、拘縮へとつながっていく。拘縮はまた褥瘡のリスクとなり、介助もさらに困難となっていく。安楽な介護のためにも、褥瘡をはじめとする二次障害予防のためにも、自然な回旋を用いた運動方法による介助を行うようにしたい。

文献
1）平田雅子：完全版 ベッドサイドを科学する－看護に生かす物理学－. 学研；2009. p.37.

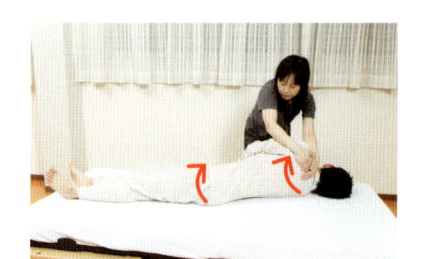

❾ 回旋運動を利用した寝返り動作（横からみたところ）肩を上げると骨盤の動きも起こる

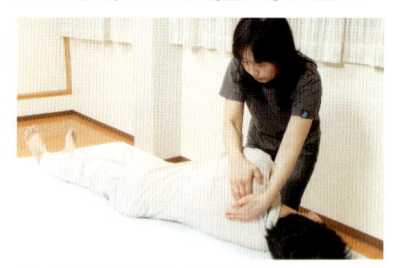

❿ 回旋運動を利用した寝返り動作（頭側からみたところ）

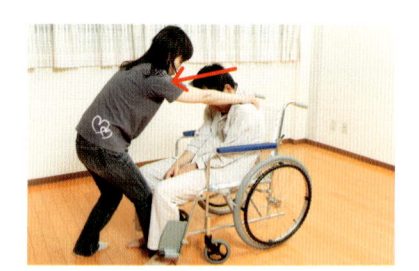

⓫ 座位姿勢を修正するときの無理な起こし方

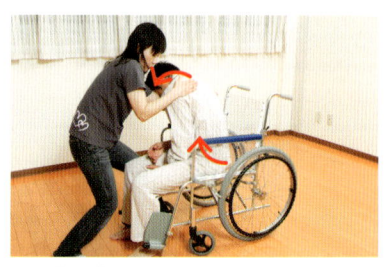

⓬ 回旋運動を利用した座位姿勢の修正① 片側の肩を前下方に動かすと骨盤の動きも起こる

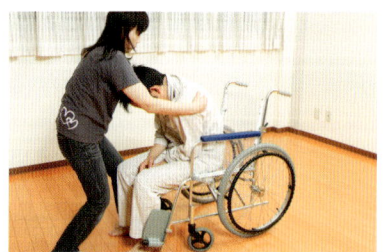

⓭ 回旋運動を利用した座位姿勢の修正② 反対側も同様に引き起こす

Chapter 04

自然な動きに基づく介助
無理のない動きで褥瘡を予防する

Chapter 04

1 座位から始まる動きの介助

座位の見方 ― 動きにつなげる姿勢の条件

　対象者の支持基底面（以下、基底面）と重心線の位置関係を確認する。よい姿勢では基底面内に重心線がある。姿勢に崩れがある場合、重心線が基底面からはずれていることも少なくない。重心線と基底面の位置関係がどのようになっているかを観察することが重要である。

よい座位姿勢

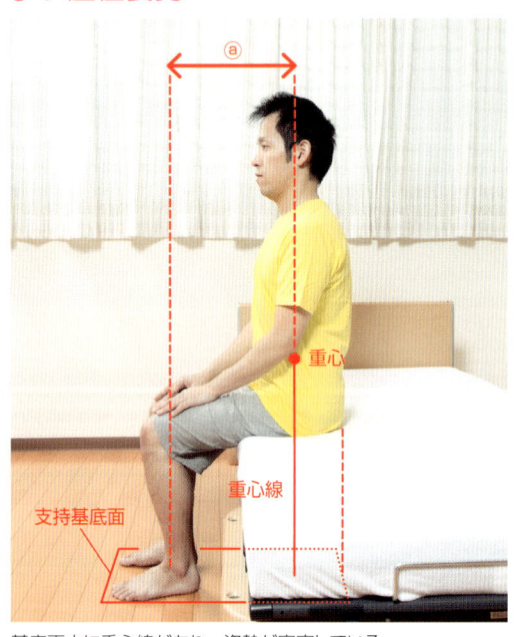

基底面内に重心線があり、姿勢が安定している

崩れた姿勢（骨盤後傾）

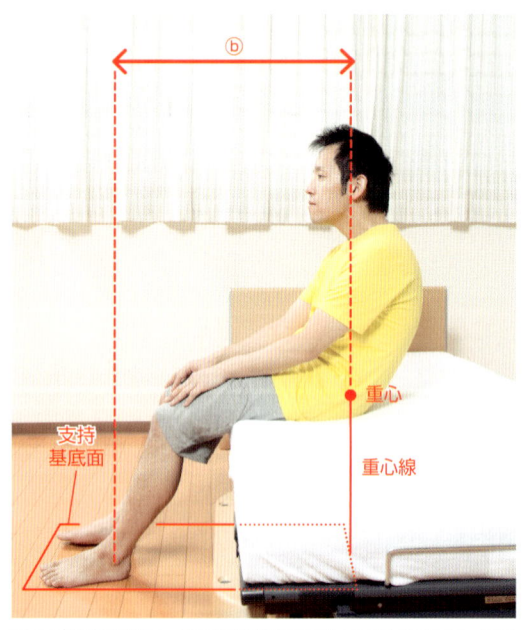

重心が後方に落ち、重心線が基底面からはずれそうになっている

Point　骨盤後傾姿勢のリスクを知る

- 重心が後方へ落ちている崩れた姿勢では、重心の移動距離が長く（ⓐ＜ⓑ）、立ち上がりなどの動作が困難である。このような動きへの結び付きにくさが褥瘡発生のリスクとなる。

自然な動きに基づく介助　Chapter 04

立ち上がり

自然な動きを理解しよう

　座位からの立ち上がりでは、臀部を持ち上げるために体重を足底に移動させる。その際、体の中でも重い頭をナビゲータとして利用する。結果として頭は写真中の矢印のような軌跡を描く。
　このときに頭を垂直に上げようとしても体重移動が起こらないので、立ち上がることはできない。

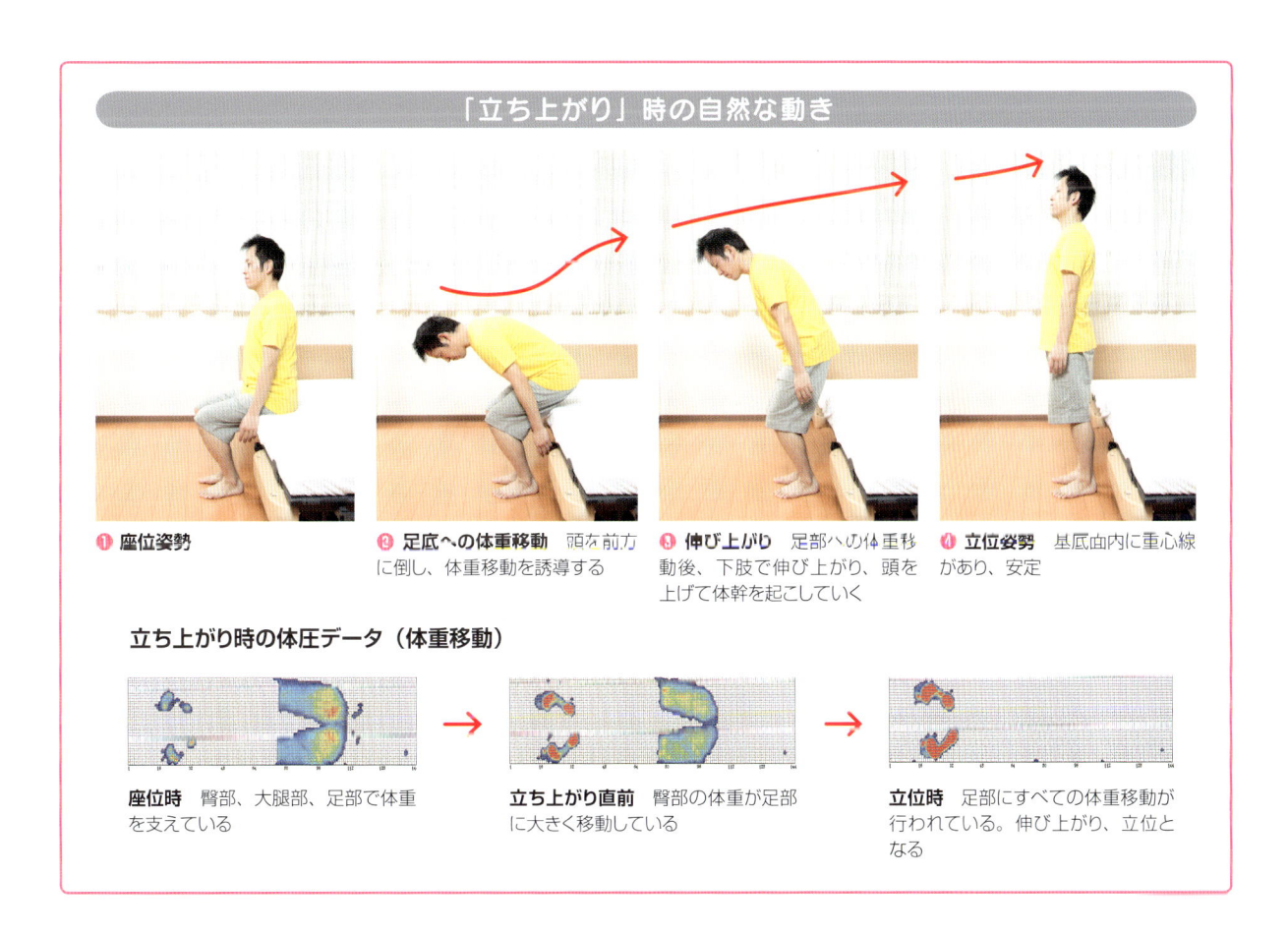

「立ち上がり」時の自然な動き

❶ **座位姿勢**

❷ **足底への体重移動**　頭を前方に倒し、体重移動を誘導する

❸ **伸び上がり**　足部への体重移動後、下肢で伸び上がり、頭を上げて体幹を起こしていく

❹ **立位姿勢**　基底面内に重心線があり、安定

立ち上がり時の体圧データ（体重移動）

座位時　臀部、大腿部、足部で体重を支えている

立ち上がり直前　臀部の体重が足部に大きく移動している

立位時　足部にすべての体重移動が行われている。伸び上がり、立位となる

1 座位から始まる動きの介助

Point 立ち上がり時の足の位置と体重移動の関係

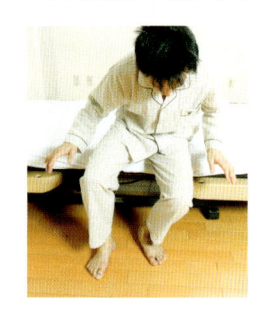

足を手前に引きすぎた場合

足を引きすぎると、頭を前方に傾けて体幹を倒していったときに基底面から重心線がはずれてしまい、不安定になる。介助の場面では、こうなると介助される対象者が恐怖心をもちやすい。

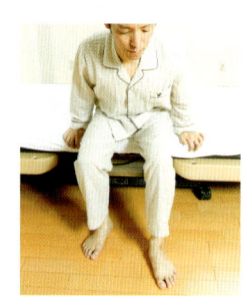

足が遠すぎる場合

足が遠すぎると、臀部から足底までの距離が遠く、頭を前方に倒しても体重移動ができず、腰が浮き上がらない。

コラム　立とうとしているのか？ 座ろうとしているのか？

自然な動きでは、立つときも座るときも描く軌跡は同じになる（写真を左→右に見ると「座る」、右→左に見ると「立つ」）。介助時にもこのことを念頭に置いて支援する必要がある。

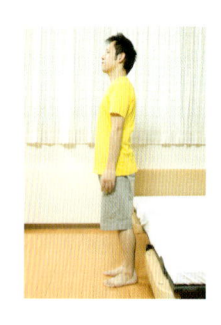

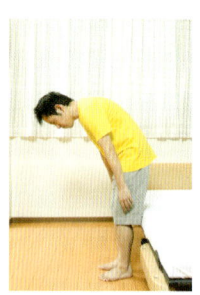

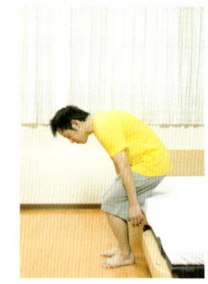

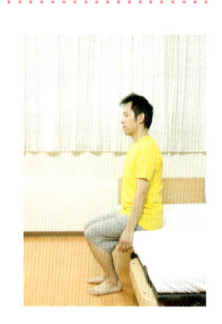

自然な動きに基づく介助　Chapter 04

移乗

自然な動きを理解しよう

● 立って、回って、座ってという直線的な動きによる移乗法

　この方法では立位後、片足を浮かし、その間着地しているもう片方の足に全体重をかけて方向転換をする。片足が浮いている間、基底面の面積は着地しているほうの足の狭い範囲になる。バランスを取りながら方向転換も行わなければならず、相当の筋力を要する。

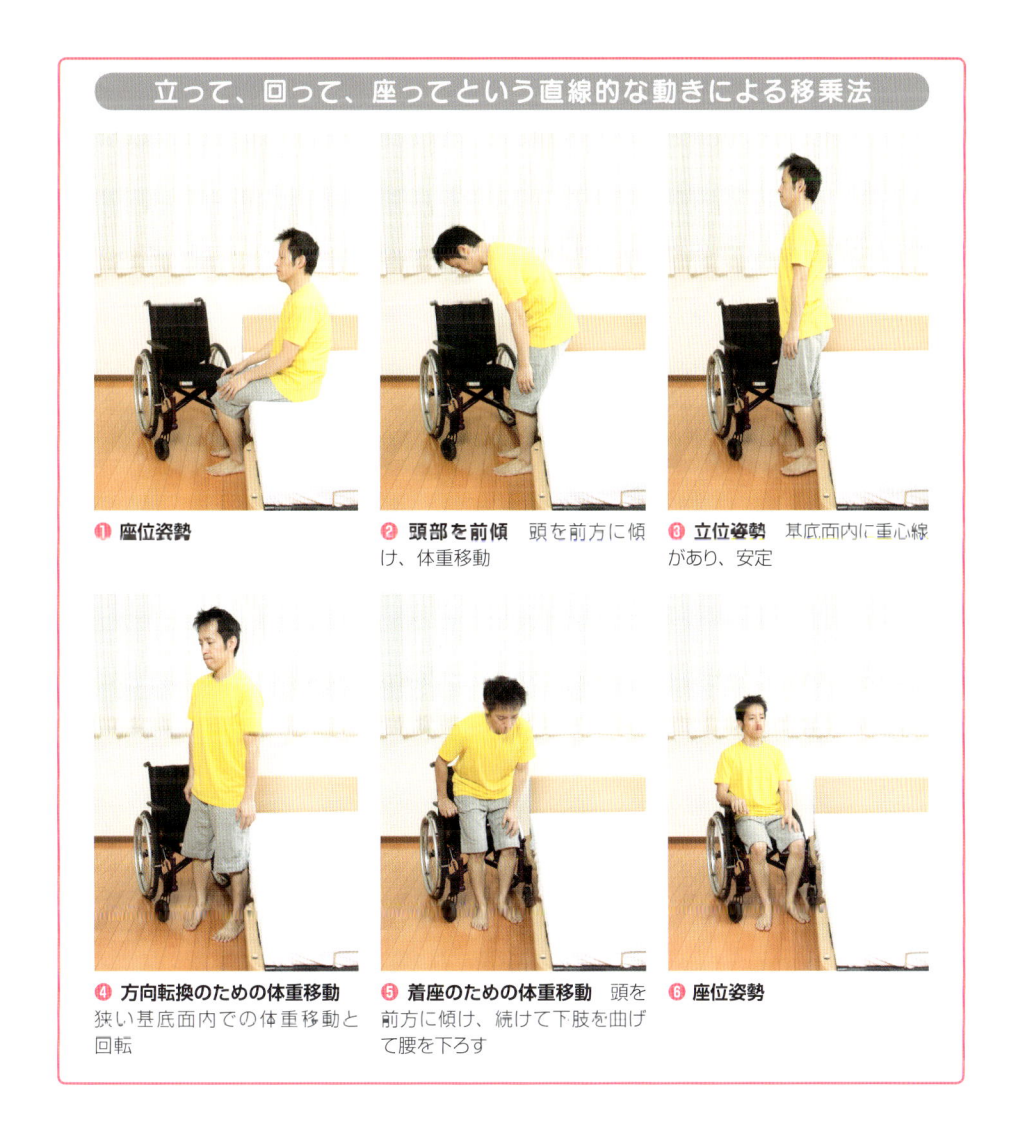

立って、回って、座ってという直線的な動きによる移乗法

❶ **座位姿勢**

❷ **頭部を前傾**　頭を前方に傾け、体重移動

❸ **立位姿勢**　基底面内に重心線があり、安定

❹ **方向転換のための体重移動**　狭い基底面内での体重移動と回転

❺ **着座のための体重移動**　頭を前方に傾け、続けて下肢を曲げて腰を下ろす

❻ **座位姿勢**

1 座位から始まる動きの介助

● **より安定な移乗法**

　移乗動作は、必ずしも立って、回って、座ってという直線的な動きだけではない。私たちが日常的に行う移乗は、このような大きく体を持ち上げる、大きく回転するといった重力に逆らい不安定になる要素を含まないことが多い。

　ここでは前述の移乗法に比べ、重力に逆らうことなく安定した状態で行える移乗法を示す。

重力に大きく逆らうことなく、より安定して行える移乗法

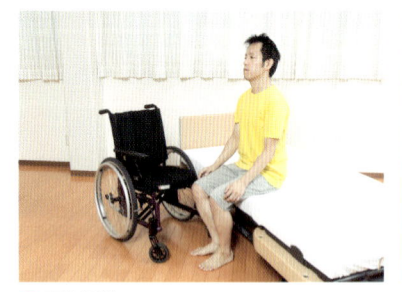

❶ **座位姿勢**

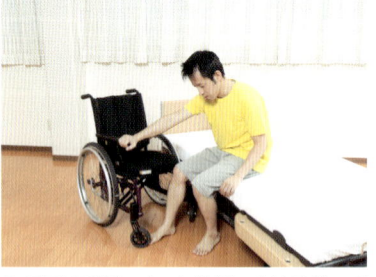

❷ **手足の移動**　座った状態で車椅子側へ手足を移動させ、基底面を広げる

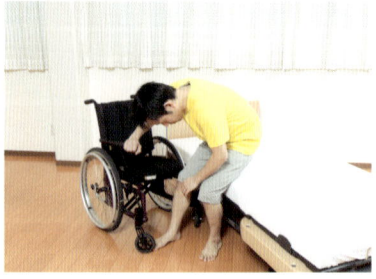

❸ **足底への体重移動**　車椅子から遠い側の足（軸足）に体重移動させるように頭を傾ける

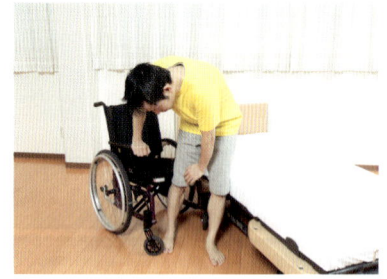

❹ **方向転換のための体重移動**　左足（軸足）を回旋させながら伸び上がり、その後右足へも体重をかけていく

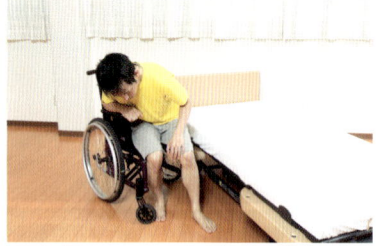

❺ **着座のための体重移動**　車椅子に完全に着座するために頭を前方に傾け、続けて下肢を曲げて腰を下ろす

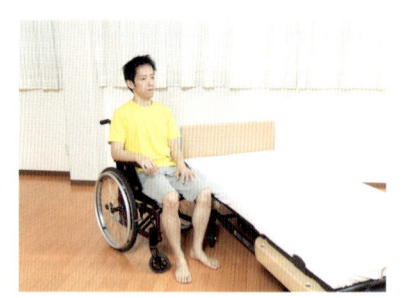

❻ **座位姿勢**

Point　安定した移乗のために気をつけたいこと

●不安定な立位姿勢で足の踏み替えをするとバランスを崩して転倒しやすくなるので、座った状態（写真❷）のときに足の踏み替えをする。

●このときに車椅子とベッドの位置は足の踏み出し距離（基底面の広さ）に影響するので重要である。

自然な動きに基づく"移乗"の介助法

● 立位での移乗の介助法

対象者の体重を持ち上げるのではなく、対象者の足で体重を支えるようにし、介助者は動きを誘導するように体重移動を行いながら、回旋を起こして車椅子へ移していく。

〈パターン1〉立位での移乗の介助法

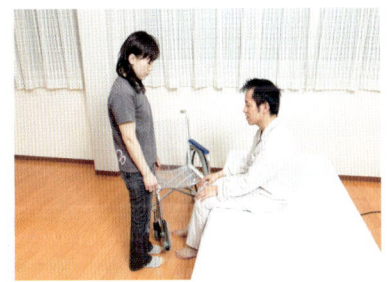

❶ 立ち位置の確認 車椅子、介助者の立ち位置を確認する

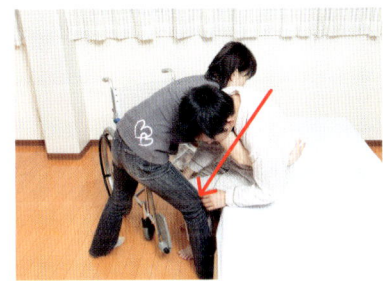

❷ 介助姿勢を整える 回転する距離が短くなるように車椅子側の臀部を前方に出すため、身体を車椅子の反対側へ傾ける

❸ 体重移動の誘導 浮いた車椅子側の臀部を前方へ引く

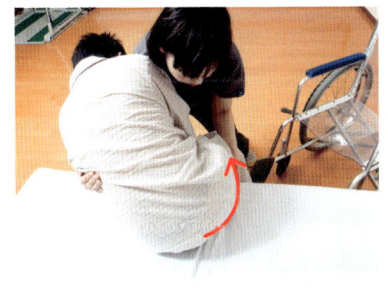

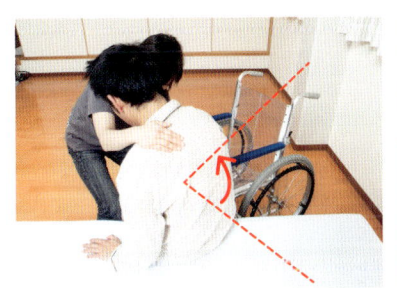

❹ 体重移動の誘導 それにより車椅子と身体の回転角度を小さくする

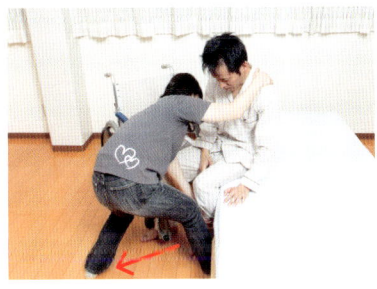

❺ 足部の移動 車椅子側の足部を前方へ移動させる

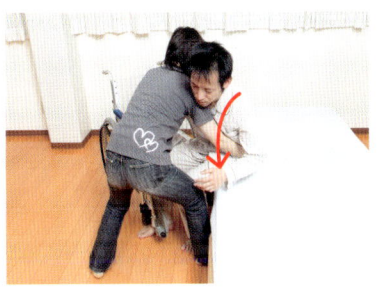

❻ 足底への体重移動の誘導 車椅子から遠い側の足（軸足）に体重をかけるように体幹を傾ける

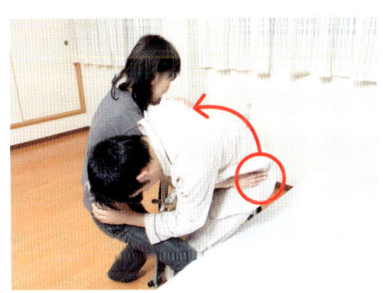

❼ 回旋の介助 回旋を介助して車椅子へ移していく

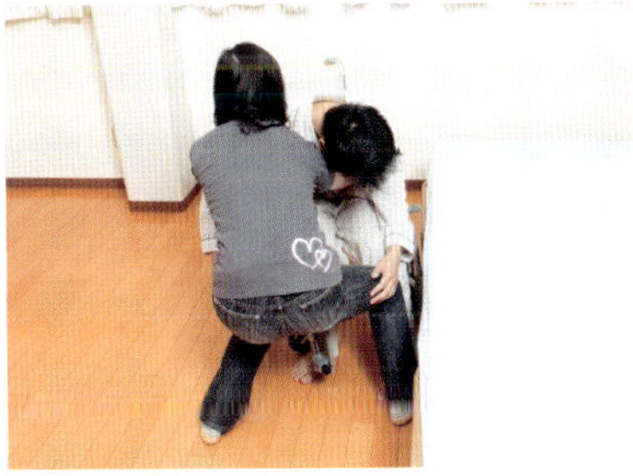

❽ 着座の誘導 体重をかけるほうの下肢（軸足）が不安定であれば、介助者は自分の下肢で固定する

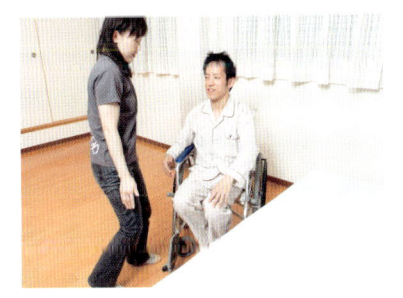

❾ 移乗の終了

1 座位から始まる動きの介助

● 対象者を介助者に覆い被らせるようにして移乗させる方法

　筋力がないケースの介助法に、対象者を介助者に覆い被らせるようにして移乗させる方法がある。患者を抱え上げて力ずくで移乗させるのではなく、対象者の下に介助者が位置することで、前下方への体重移動が容易になり、また足（軸足）への体重移動もスムーズに行える。

〈パターン２〉対象者を介助者に覆い被らせるようにして移乗する方法

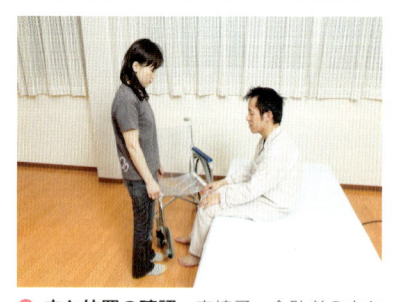

❶ **立ち位置の確認**　車椅子、介助者の立ち位置を確認する

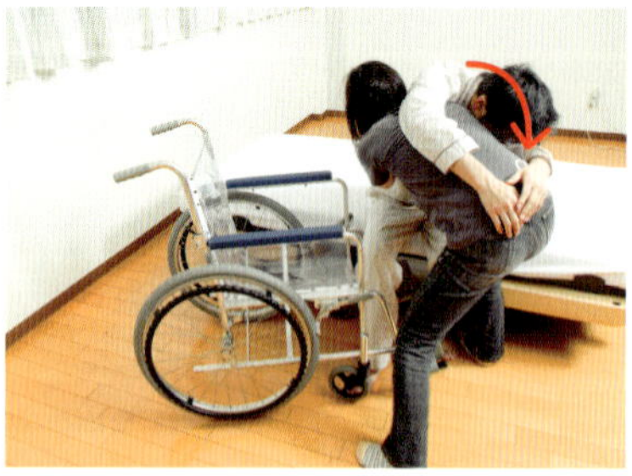

❷ **体重移動の誘導**　介助者が対象者の腋窩に入り、後方へしゃがむ動きをすることで対象者の体重移動が自然に行える

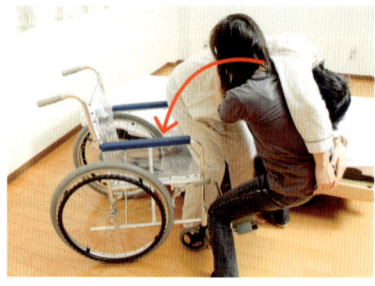

❸ **回旋の介助**　対象者の車椅子から遠い側の足（軸足）に体重を乗せ、回旋を介助して車椅子へ移していく

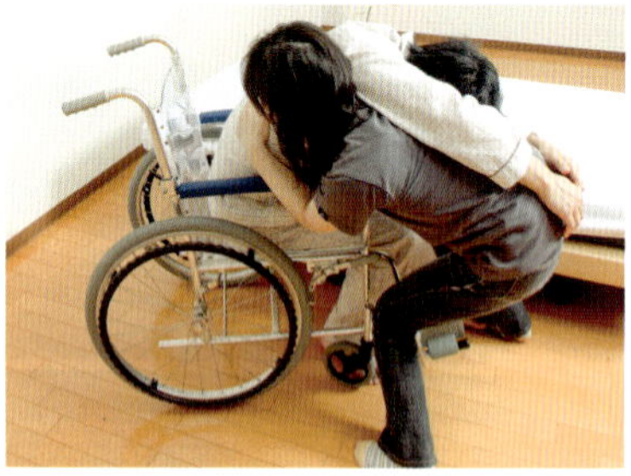

❹ **着座の誘導**　介助者は足を踏み替えずに頭を前方に傾け、対象者の下肢を曲げながら着座を誘導する

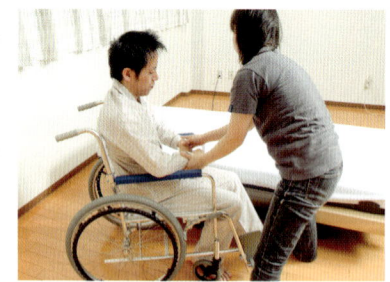

❺ **移乗の終了**　上体と下肢を整える

Point　車椅子から遠いほうの足（軸足）をしっかりサポートする

●移乗の介助では、移乗先である車椅子から遠いほうの対象者の足が軸足になる。軸足に体重をかけることを意識する（P.53 コラム参照）。

自然な動きに基づく介助 Chapter 04

● **片膝立ちで患者を覆い被らせて移乗させる方法**

　介助者が立位で介助した場合には、介助者の体格に合わせた移乗を対象者に余儀なくさせることになり、これは対象者の負担を増加させる。そのため円背があるケースや介助者より体格の小さいケースでは、介助者が片膝立ちをしながら対象者を覆い被らせて移乗させるのもよい。介助者は対象者の軸足側（車椅子から遠いほう）の膝を床につけ、反対側を立て膝にする。

〈パターン3〉片膝立ちで対象者を覆い被らせて移乗させる方法

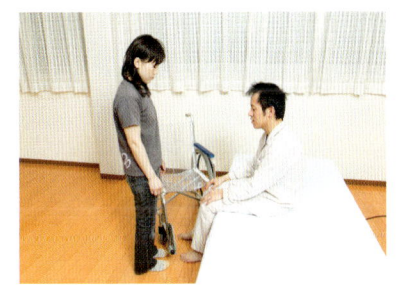

❶ **立ち位置の確認**　車椅子、介助者の立ち位置を確認する

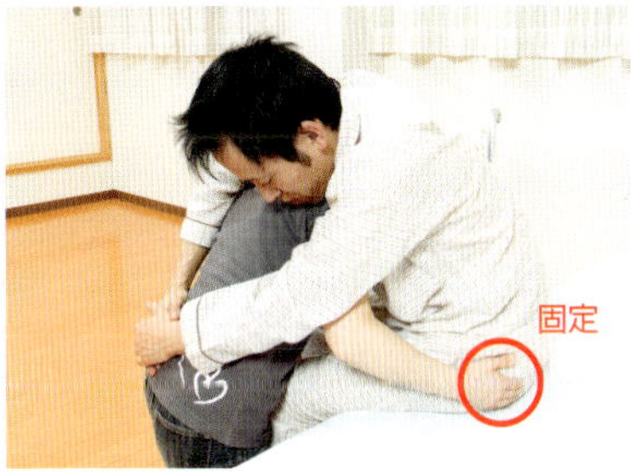

❷ **介助姿勢を整える**　介助者は対象者の軸足側の手で骨盤を押さえ、移動する側（車椅子側）の手は対象者の背中に置く

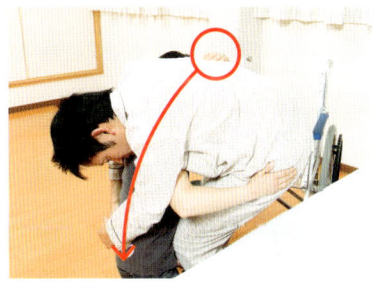

❸ **体重移動の誘導**　車椅子側の手を使いながら介助者が重心を落とすことで、対象者の体幹を前下方に倒し、左足（軸足）に体重をかけ腰を浮かせる

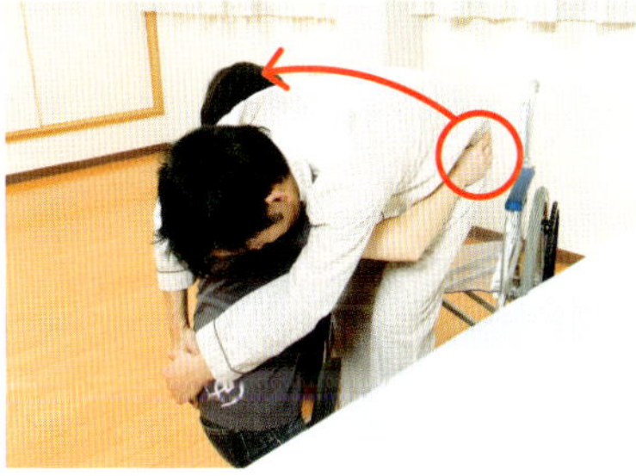

❹ **回旋の介助**　体重が軸足に乗ったら手で押し上げながら、対象者の体を回旋させる

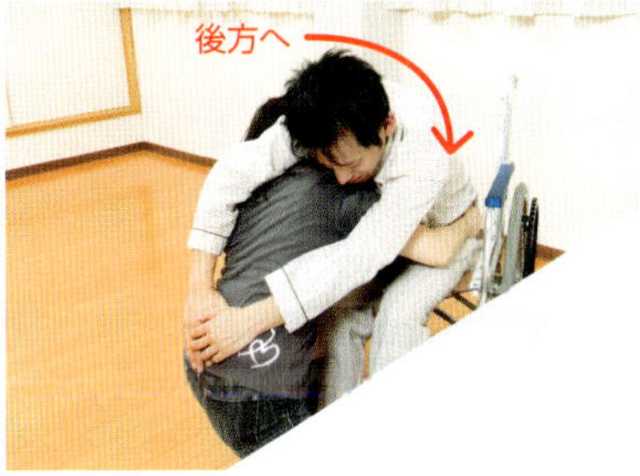

❺ **着座の誘導**　対象者の下肢を曲げながら着座を誘導する

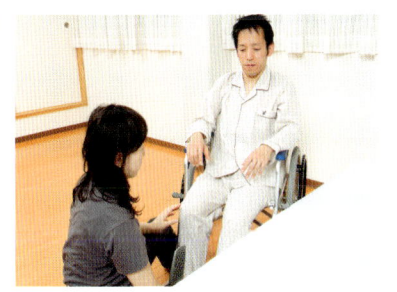

❻ **移乗の終了**　上体と下肢を整える

コラム　対象者の軸足が不安定な場合のサポート方法

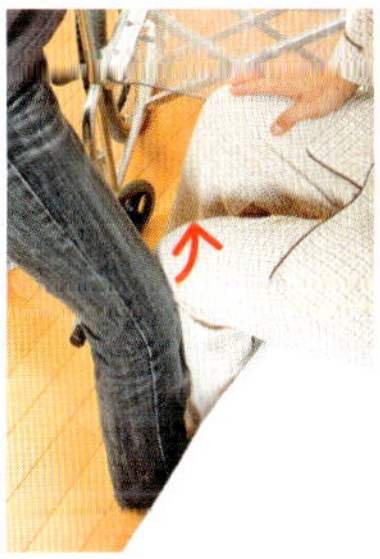

◀ **対象者の足が外に開く場合**　対象者の下肢の横に介助者の下肢を沿わせて支える

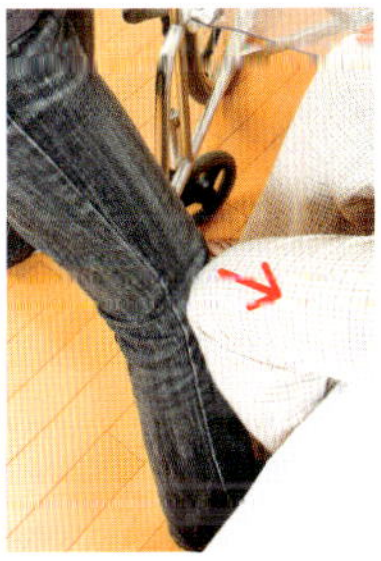

▶ **対象者の足が前方に曲がり崩れる場合**　対象者の膝と介助者の膝を突き合わせて膝をロックする

▶ **対象者の足が外に開き、前方にも曲がり崩れる場合**　介助者の両膝で患者の膝をはさみ込むようにする

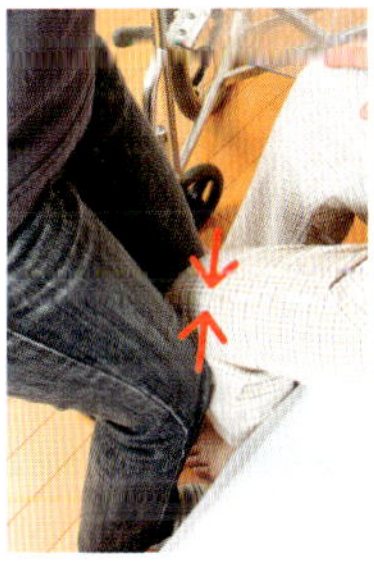

1 座位から始まる動きの介助

● 対象者をはさみ込み、膝ロックをして移乗させる方法

　円背があるうえに筋力がなく、まったく力が入らないようなケースの場合、介助者は上肢を使って対象者をはさみ込むようにし、さらに膝ロックも行いながら移乗を行う方法がある。介助者の上肢全体ではさみ込むようにして体重移動を誘導する。

〈パターン4〉対象者をはさみ込み、膝ロックをして移乗させる方法

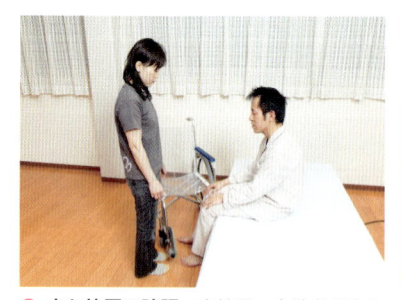

❶ **立ち位置の確認**　車椅子、介助者の立ち位置を確認する

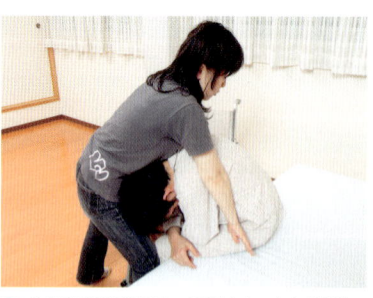

❷ **介助姿勢を整える**　両肘をしっかり伸ばし、対象者の上体をしっかりはさむ

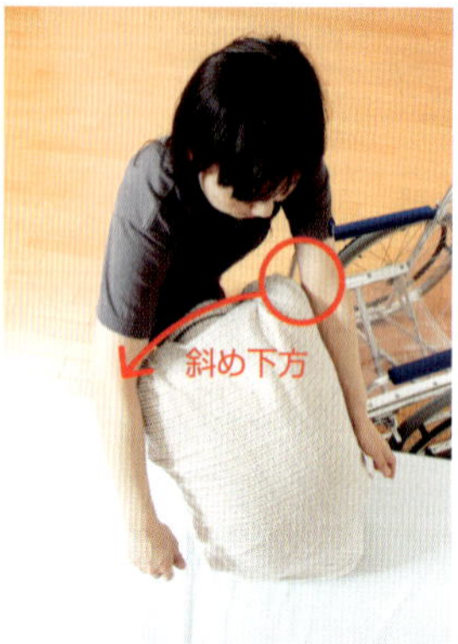

❸ **体重移動の誘導**　移動させる側（車椅子側）の上肢で体幹を斜め下方に倒し、対象者の左下肢（軸足）に体重をかけ移動させる側を浮かす

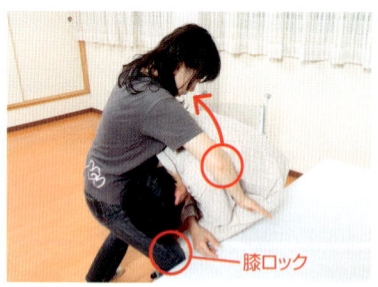

❹ **回旋の介助**　腰が浮いてきたら反対側の上肢で回旋を起こすように誘導し、車椅子に押し込んでいく。軸足は膝ロックする

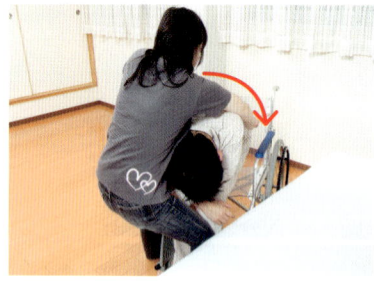

❺ **回旋から着座へ**　対象者の下肢を曲げながら着座を誘導する

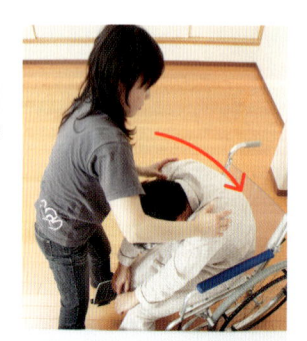

❻ **着座の誘導**　後方への体重移動を行う

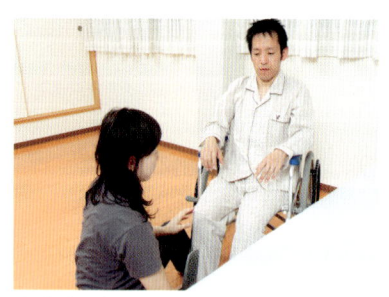

❼ **移乗の終了**　上体と下肢を整える

自然な動きに基づく介助 **Chapter 04**

● 対象者を介助者の足に乗せて移乗させる方法

　下肢の拘縮が強くて足底に体重が乗りにくいようなケース、円背が強く立位介助が困難なケースなどでは、介護者の足（大腿）に対象者を乗せて移乗させる方法がある。対象者の体重を多く受けるにもかかわらず、介助者もベッド上に座った状態で移乗させるので、負担は軽く、安定的に介助が行える。

〈パターン5〉対象者を介助者の足に乗せて移乗させる方法

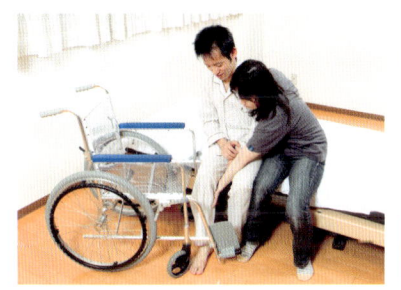

❶ **足の位置を決める**　車椅子へ着座させることを考えながら対象者の足を出す

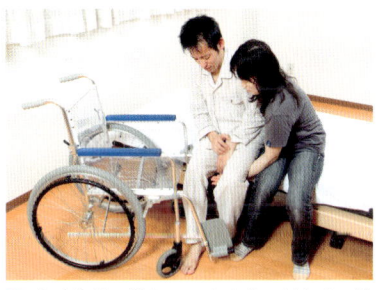

❷ **介助姿勢を整える**　介助者は対象者の横に座り、左足全体を抱え上げる

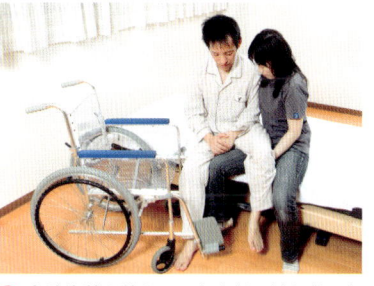

❸ **介助姿勢を整える**　介助者は対象者の左半身下に入り込む。足はできるだけ対象者の腰に近い位置に入れる

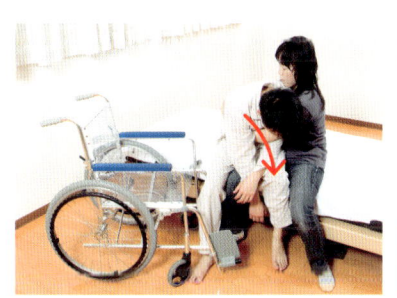

❹ **前方への体重移動の誘導**　対象者の上体を抱え込んで頭を前方へ倒し、右手で骨盤を引きながら介助者の足と重なっている箇所へ体重を移動させる

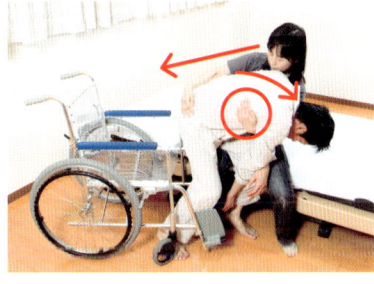

❺ **横への体重移動の誘導**　介助者の左手で体幹を受けて前方へ倒し、対象者の腰が浮いてきたら自分の左下肢を蹴るようにして対象者を車椅子側へ横移動させる

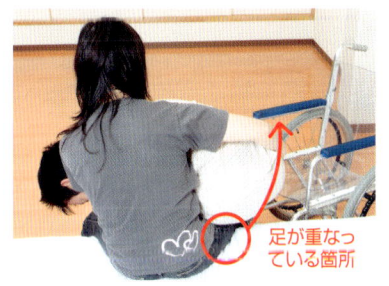

❻ **回旋の介助**　車椅子上に移動するように回旋をさせて対象者を運ぶ

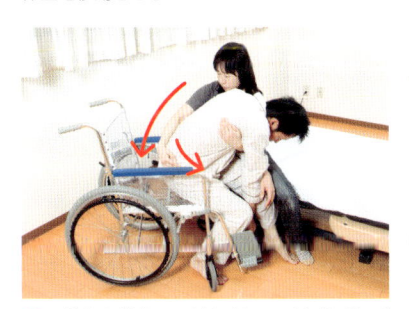

足が重なっている箇所

❼ **回旋から着座へ**　対象者の下肢を曲げながら着座を誘導する

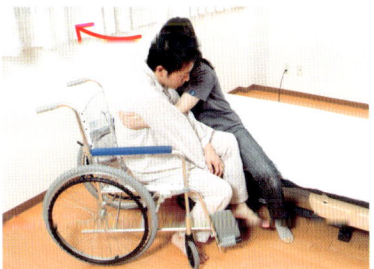

❽ **着座の誘導**　深く着座するよう後方へ体重移動する

❾ **移乗の終了**　上体と下肢を整える

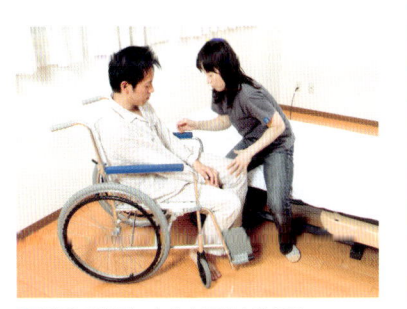

Chapter 04

2 仰臥位から始まる動きの介助

仰臥位の見方 — 動きにつなげる姿勢の条件

　寝返りやベッド上での移動などの介助では体重移動を考えながら行う必要があるが、対象者にその動きができるか否かを観察せずに動かすと、ときに対象者に無理を強い、苦痛・恐怖を抱かせることになる。

　対象者の身体の状態を把握するには、体軸の流れ、上下・左右への身体の沈み込みの有無（バランスの悪さ）などをアセスメントすることが重要である。

仰臥位の正常体軸

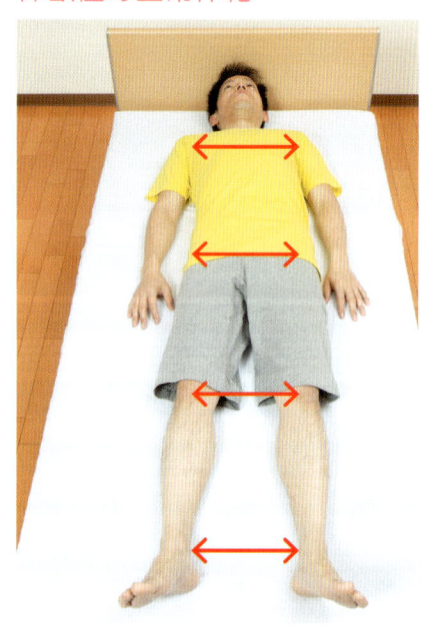

頭の位置、肩・腰・膝・踵部の左右の位置関係が正常

左側への体軸のねじれ

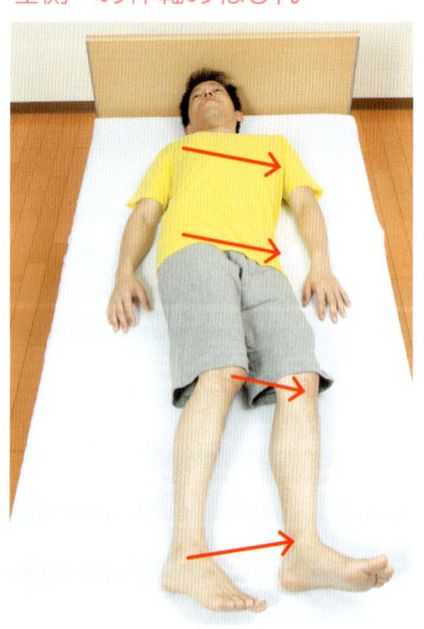

左側への体軸のねじれから、左側の肩・腰・膝・踵部が沈み込んでいる

右側への体軸のねじれ

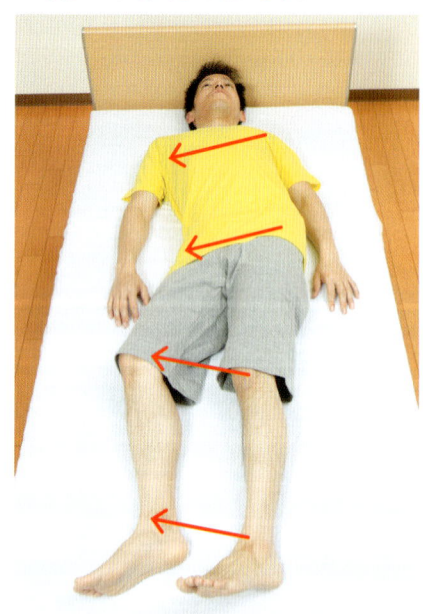

右側への体軸のねじれから、右側の肩・腰・膝・踵部が沈み込んでいる

寝返り

自然な動きを理解しよう

　頭部は寝返る側に自然に向け、移動する側の手足は横を向いたときに安定した基底面となるように軽く広げる。反対側の手足を順に寝返る方向に曲げることで体幹の回旋を起こし、寝返りが完成する。

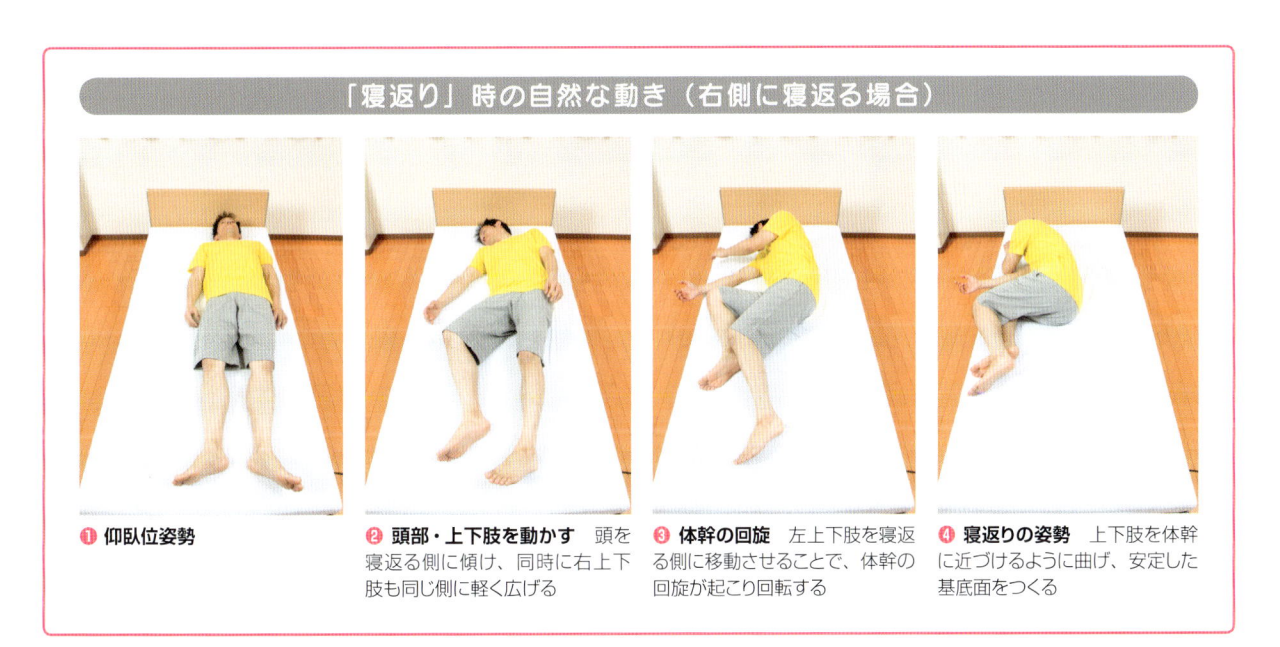

「寝返り」時の自然な動き（右側に寝返る場合）

❶ **仰臥位姿勢**

❷ **頭部・上下肢を動かす**　頭を寝返る側に傾け、同時に右上下肢も同じ側に軽く広げる

❸ **体幹の回旋**　左上下肢を寝返る側に移動させることで、体幹の回旋が起こり回転する

❹ **寝返りの姿勢**　上下肢を体幹に近づけるように曲げ、安定した基底面をつくる

コラム　隙間の生じた部位を観察する

　人間には生理的な彎曲がある。そのため仰臥位では、後頭部　腰部　膝部　踵部などに隙間があく。この隙間のあき具合（逆につぶれ具合）から体軸の流れのアセスメントができる。体軸の流れは、正面・側面など様々な角度から観察し、総合的に評価することが重要である。

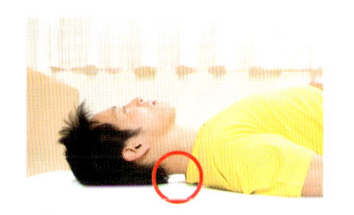

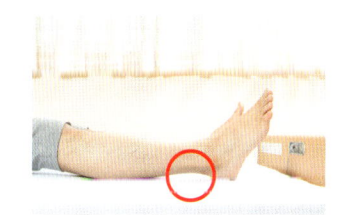

後頭部　　　　膝部　　　　足関節部

自然な動きに基づく"寝返り"の介助法

　自然な動きになるように介助者は対象者の身体を導いていく。このときに頭側から足側に向かって、肩や骨盤など大きな関節に介入していく。各部位の関節可動域を確認し、角度などの調整をしながら行うことが重要である。

寝返りの介助法（右側に寝返る場合）

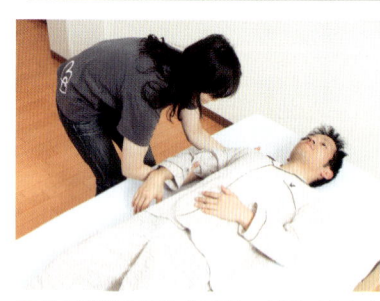

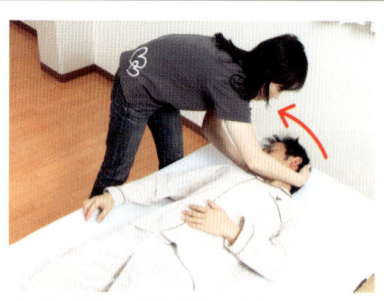

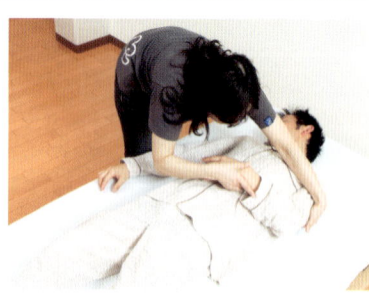

❶ 体重移動の準備（上肢）　寝返りをしたときに安定した基底面を作るために、右上肢を軽く広げる

❷ 体重移動の準備（頭）　頭部を移動する方向に軽く向ける。そのとき回旋を容易にするため、軽く顎を引くようにする

❸ 体重移動の準備（上体）　左上肢は動かすときに重りにならないように、また肩を痛めないためにも体幹に乗せる

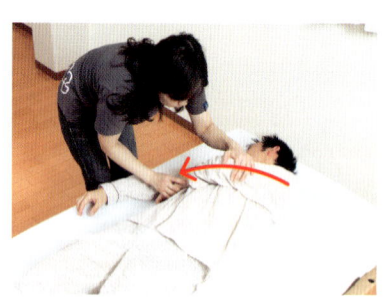

❹ 体重移動の誘導　左上肢を体幹に乗せることで自然に左側の体重が右側へ少し移動する

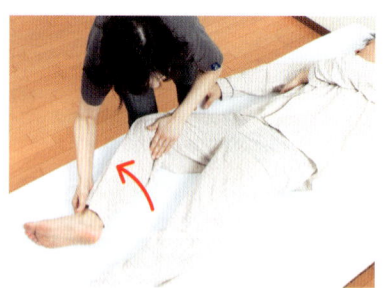

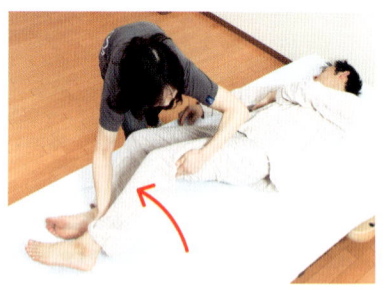

❺ 体重移動の準備（下肢）　寝返りをしたときに安定した基底面を作るために、右下肢を軽く開く

❻ 体重移動の誘導　左下肢を自然に右に曲げてくる。このことで左側の体重は自然に右側に移動する

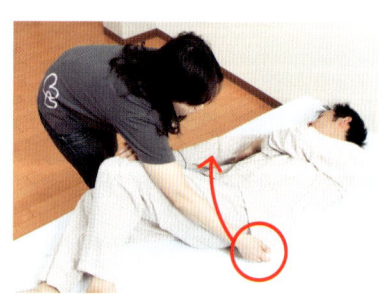

❼ 回旋の介助　骨盤を支持して下肢を右に曲げるようにして、回旋を起こす

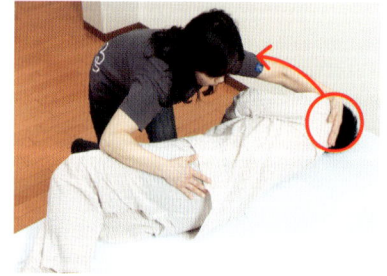

❽ 回旋の介助　骨盤が起きてから肩を起こすようにする。一緒に回転させると勢いがつき、対象者は恐怖を感じる

❾ 寝返りの終了　基底面内に重心線が位置するように前方へ体重を傾ける

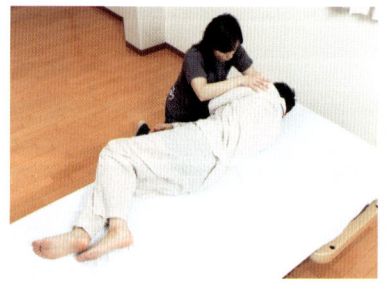

自然な動きに基づく介助　Chapter 04

上方への移動

肩と骨盤を動かすことで動きを誘導し、移動する方法が望ましい。

悪い上方への移動の例

よく頭側から引っ張り上げる方法がみられるが、この方法はベッドに接する面にずれ力を生じさせ、褥瘡の予防どころか、発生・悪化の原因となる。対象者にとっても安楽ではない。

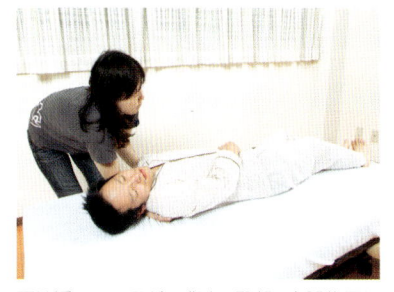

肩は浮いているが、背中・臀部・大腿後面にずれ力がかかっている

自然な動きに基づく"上方への移動"の介助法

● 基本となる介助法

ポイントは、上体を動かすには大きな2つの関節（肩と骨盤）を動かさないと移動にはつながらないことを理解することである。その際に、動かしたい部位の体重を反対側に移し、浮かせてから動かす。

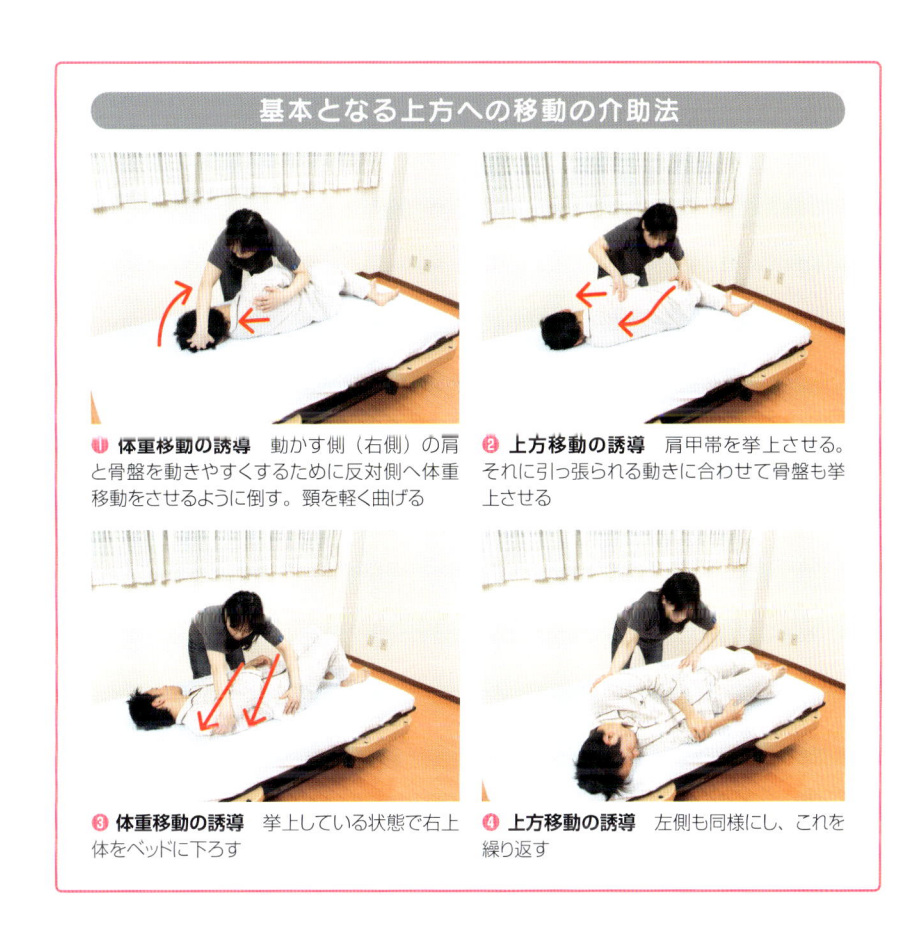

基本となる上方への移動の介助法

❶ **体重移動の誘導**　動かす側（右側）の肩と骨盤を動きやすくするために反対側へ体重移動をさせるように倒す。頸を軽く曲げる

❷ **上方移動の誘導**　肩甲帯を挙上させる。それに引っ張られる動きに合わせて骨盤も挙上させる

❸ **体重移動の誘導**　挙上している状態で右上体をベッドに下ろす

❹ **上方移動の誘導**　左側も同様にし、これを繰り返す

59

2 仰臥位から始まる動きの介助

● トランスファーシートを使用した介助法

　トランスファーシート（以下、シート）は、滑り力が効くシートである。対象者の身体の体重がかかる部位（上体）をシートに乗せ、骨盤を押して上へ移動させる。介助者に負担がかからないように移動させるには一気に上へ移動させずに、動かす側の骨盤を少し浮かせ、片側に体重移動させてから押し上げるようにする。片側ずつ行うとよい。

トランスファーシートを使用した上方への移動の介助法

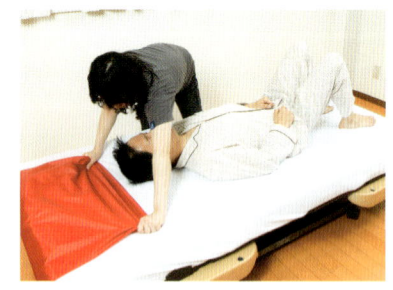

❶ **シートの準備**　身体下にシワにならないようにピンと張ったシート（ⓐ）を敷き込む

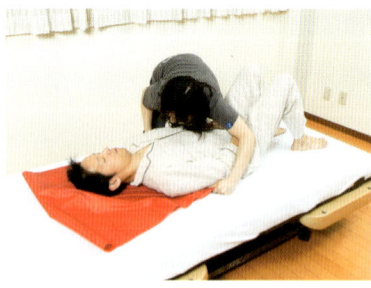

❷ **シートの挿入**　上体がしっかり乗るように骨盤部まで敷き込む

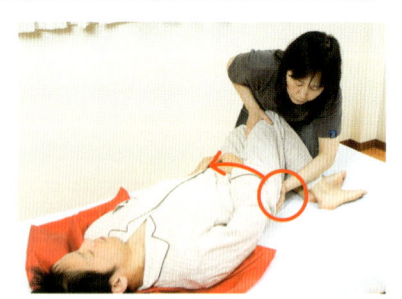

❸ **体重移動の誘導**　動かす側（右側）の骨盤を少し浮かせ、左側に体重移動させる

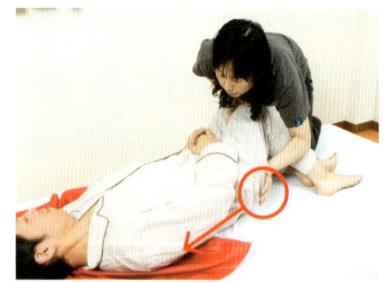

❹ **上方移動の誘導**　左側に体重移動させた状態で骨盤を上方に押す

❺ **上方移動の誘導**　左側も同様に行う

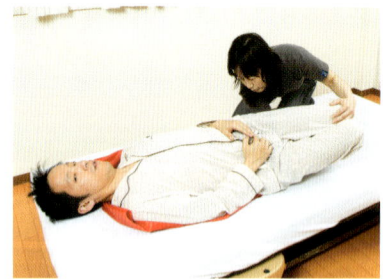

Point　トランスファーシートの使い方のコツ

　トランスファーシートの滑り力を利用して対象者を移動させるには、対象者の身体下にうまく敷き込むことが重要である。シワになって身体に接する面が少なくなるとうまく滑らないので注意する。

使用物品

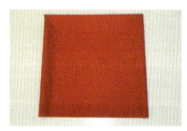

ⓐ P.126（26）

自然な動きに基づく介助 **C**hapter 04

● トランスファーシートとポジショニングピローを使用した介助法

　股関節の拘縮がひどい（骨盤が左右に動かない）ケースなど足側から骨盤を押して上方へ移動させることが難しい場合、体重のかかる骨盤の摩擦を軽減させるために下半身にシートを敷き込む方法がある。このときに骨盤の片側にポジショニングピローを挿入することで、仙骨部の圧をさらに減らすことができる。介助時には踵の摩擦に留意する。

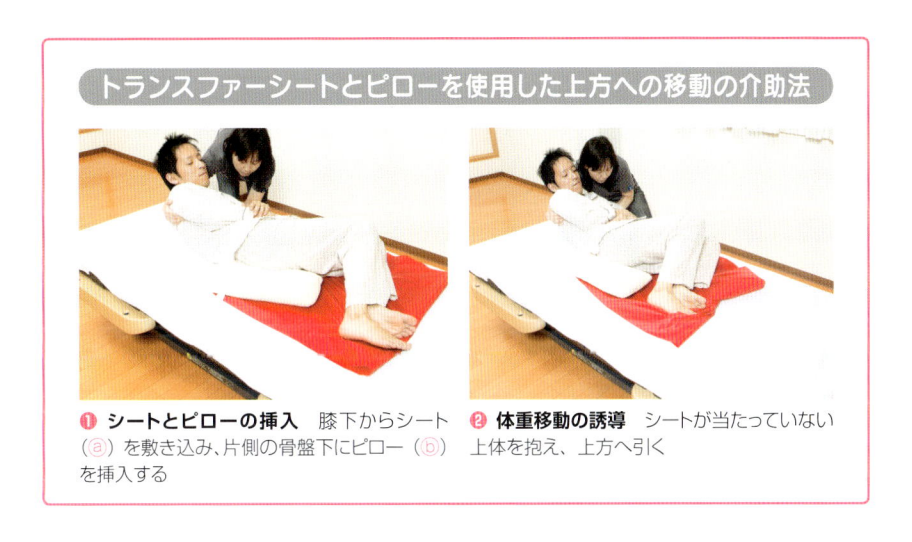

トランスファーシートとピローを使用した上方への移動の介助法

❶ **シートとピローの挿入**　膝下からシート（ⓐ）を敷き込み、片側の骨盤下にピロー（ⓑ）を挿入する

❷ **体重移動の誘導**　シートが当たっていない上体を抱え、上方へ引く

Point　トランスファーシート使用時の注意点

　トランスファーシートが当たっていない部分にはずれ力がかかる。シートが当たっていない頭部や肩甲帯は浮かし、できるだけ体重をシートに乗せるようにする。またシートは勢いよく引っ張らず、やさしく引き上げるようにする。

使用物品

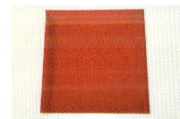

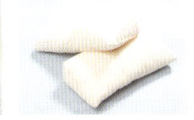

ⓐ P.126（26）　　ⓑ P.122（2）
（写真❶ではレギュラータイプを使用）

左右の移動

健常者が通常行っているような"頭から足への流れるような自然な移動"が介助においても求められる。

悪い左右の移動の例

患者の横に立って、隙間のあいている頸や腰、膝部に手を入れて臀部を中心に"ずらし移動"をするのをよくみかけるが、この方法では体軸のねじれが起こり、患者に苦痛や恐怖を与える。さらに仙骨部にずれ力が生じ、褥瘡発生の原因となる。

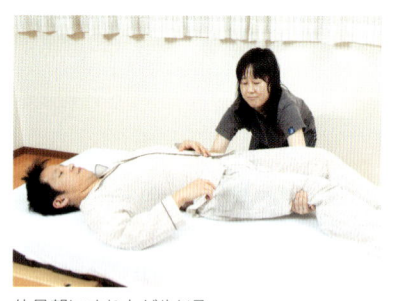

仙骨部にずれ力が生じる

自然な動きに基づく"左右の移動"の介助法

● 基本となる介助法

肩と骨盤を動かすときに、両部位を支えて一気に水平移動させるのではなく、関節を動かし、移動先へ「抜く」「押す」という一連の動作を行うことが重要である。このように関節を動かすことは関節拘縮の予防になり、関節につながる筋肉への刺激にもなる。

自然な動きに基づく介助　Chapter 04

基本となる左右の移動の介助法

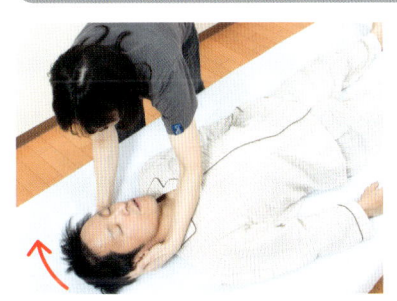

❶ **体重移動の準備（頭）** 移動先へ頭を動かす

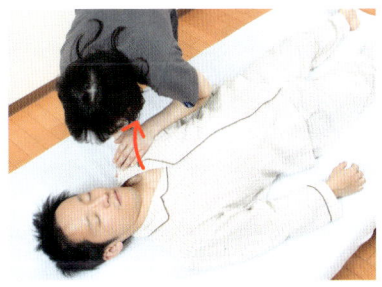

❷ **体重移動の準備（肩）** 肩関節の可動を確認しながら、左肩を手前に引くように動かす

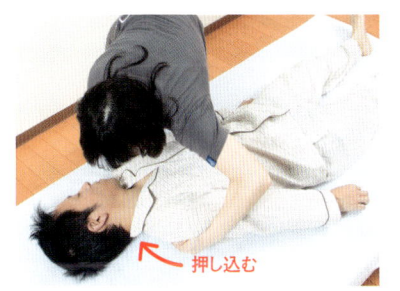

❸ **横移動の準備（肩）** 右肩を浮かせ、左側へ押し込む（左側へ寄せる）ことで横移動を誘導する

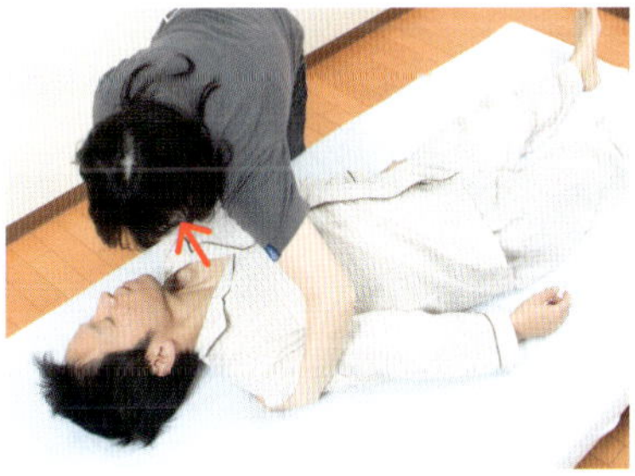

❹ **横への移動（肩）** 寄せた右肩に体重をかけ、左肩を手前に抜く

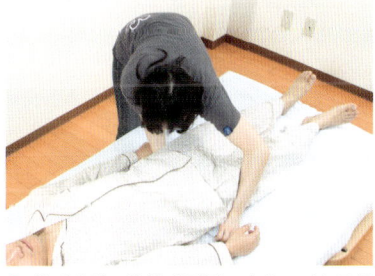

❺ **体重移動の準備（骨盤）** 左右の手を骨盤の下に差し込む

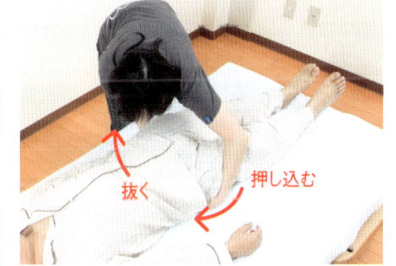

❻ **横への移動（骨盤）** 肩と同様に右骨盤を浮かせ、左側へ押し込み、左側を抜くようにして横移動する

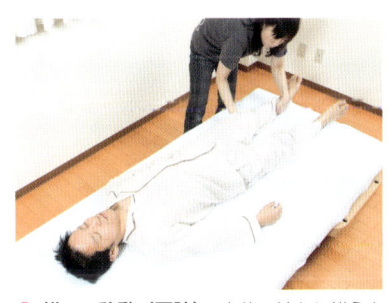

❼ **横への移動（下肢）** 上体の流れに沿うように下肢を引き寄せる

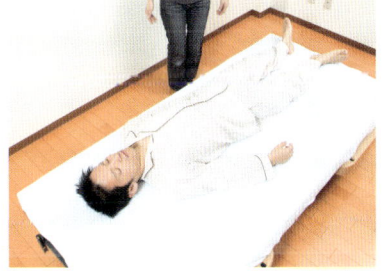

❽ **移動の終了** 体軸にゆがみがないかを観察する

2 仰臥位から始まる動きの介助

● すべる手袋を使用した介助法

　体重の重いケースや拘縮変形が強いケースなどでは、移動介助時に手を体幹下に挿入しにくい。また体位変換後に寝衣のシワやよれを整えたい場合に、手を挿入することでずれなどを増強させ、皮膚を傷つけることもある。すべる素材の手袋の使用により、スムーズに体幹下に手を挿入できるため、介助者は安全にケアを行え、対象者は苦痛が少ない。

すべる手袋を使用した左右の移動の介助法

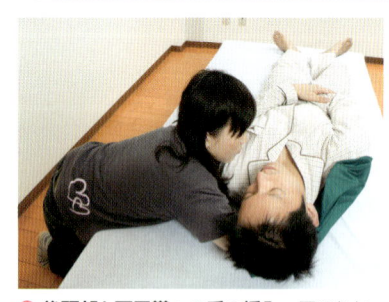

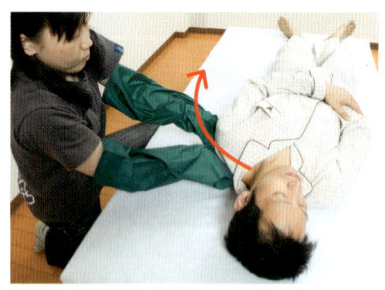

❶ **後頭部と肩甲帯への手の挿入**　圧のかかっている後頭部と肩甲帯へすべる手袋（ⓐ）をした手を差し込む

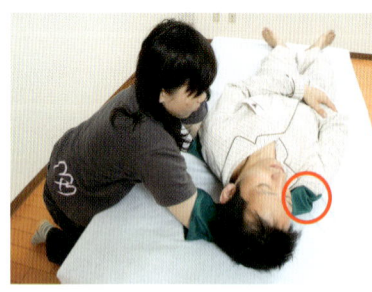

❷ **横への移動（頭・肩）**　頸部にねじれが入ることを防止するため、後頭部に入れた手の先を肩にかける

❸ **横への移動（頭・肩）**　横に引き寄せるのではなく、引き上げるように抜くと自然な動きに近く、対象者も違和感がない

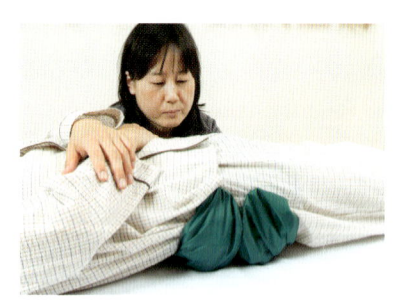

❹ **横への移動（骨盤）**　両手をそろえ臀部とベッドが密着している部位へ手を差し込み、臀部のカーブに沿うように横移動させる

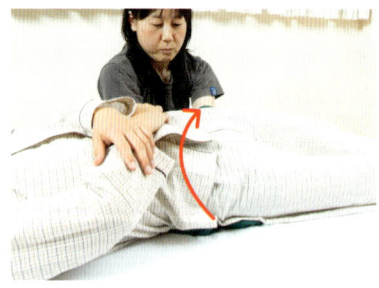

❺ **横への移動（骨盤）**　臀部も肩同様、真横に引き寄せるのではなく、少し引き上げるように抜くと自然な動きに近くなる

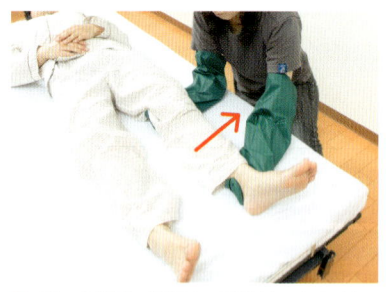

❻ **横への移動（下肢）**　下肢はつかまずに、下から自然に支えるようにする。また踵をこすらないように注意して引き寄せる

使用物品

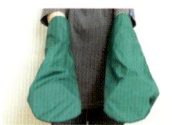

ⓐ P.126（28）

Chapter 04

3 側臥位から始まる動きの介助

側臥位の見方 ― 動きにつなげる姿勢の条件

　側臥位は仰臥位に比べて基底面が小さい。そのため上肢や下肢を利用し、少しでも広い基底面が得られる体位を取るようにすると、重心線が基底面内におさまりやすく、上肢などを動かしたときにも体位が安定する。また、上下肢を曲げることで筋肉が弛緩するため、安楽をもたらすことにもつながる。

　前方の基底面が広いので、起き上がりの動作も導きやすい。

完全側臥位

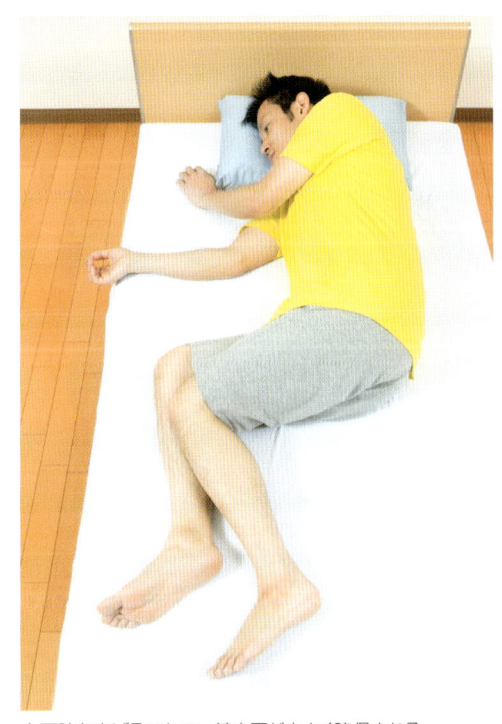

上下肢を広げることで、基底面が大きく確保される

Point　下肢はそろえない

　下肢はそろえずに、互い違いに広げることが重要である。これは、基底面を大きく確保するためだけではない。下肢が重なっていると、上側にある下肢が下側の下肢を圧迫し、また重なり合っている皮膚面にずれが生じ、それらは褥瘡の原因となるからである。

3 側臥位から始まる動きの介助

起き上がり

自然な動きを理解しよう

　基底面内で重心を移動させていかないと安楽な動きにならない。起き上がりの介助のときに上体を後方にカーブさせて起こすのが重労働なのは、重心が基底面からはずれるためである。また真横に起き上がるのは、腹筋や背筋の力で一気に起きることになり、健常者においても難しい動作といえる（P.68コラム参照）。

「起き上がり」時の自然な動き

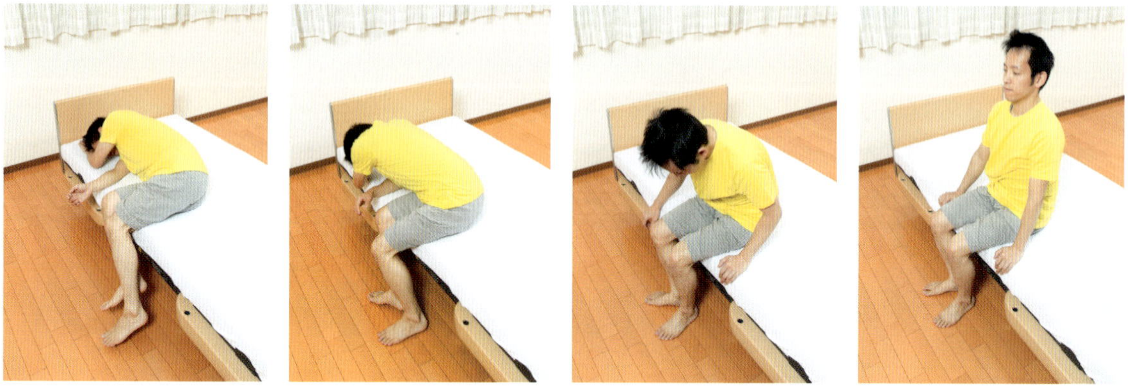

❶ **起き上がりの準備**　下腿をベッド端に下ろし、頸を引きながら頭を回旋して、起き上がる準備をする

❷ **肘から前腕への体重移動**　頭の回旋を利用して肩にかかっている体重を肘から前腕に移動させる

❸ **手・大腿部への体重移動**　肘を伸ばしてくることで、かかっていた体重を手と大腿部に移しかえる

❹ **起き上がりの姿勢**　後方へ体重を移し、体位を整える

Point　頭を回旋させる

　頭は身体の中でも重い部位である。頭を回旋させることで上体が引っ張られ、体重移動が起こる。そのときに肩・肘・手・大腿部・坐骨部と細やかに体重を移動させることで、筋力をあまり使わずに起き上がることができる。頸や腰に与える影響も少ない。

自然な動きに基づく介助　Chapter 04

自然な動きに基づく"起き上がり"の介助法

対象者も介助者も負担なく起き上がりをするためには、頭の回旋が重要となる。頭と上体はつながっていることを意識し、頭の回旋による体重移動を誘導しながら動きの介助を行う。

起き上がりの介助法

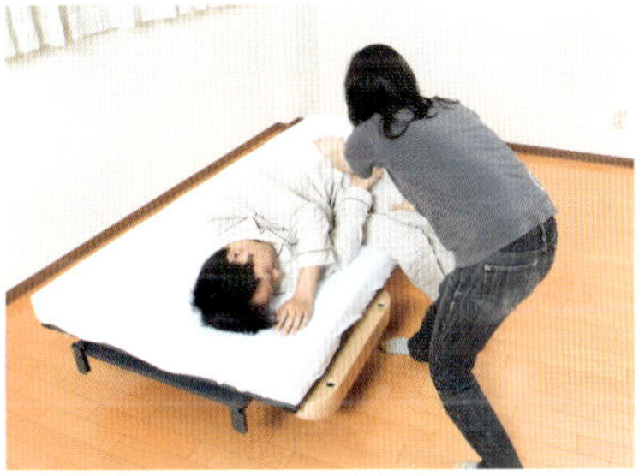

❶ **移動姿勢の準備**　下肢を下ろし、起き上がりの準備をする

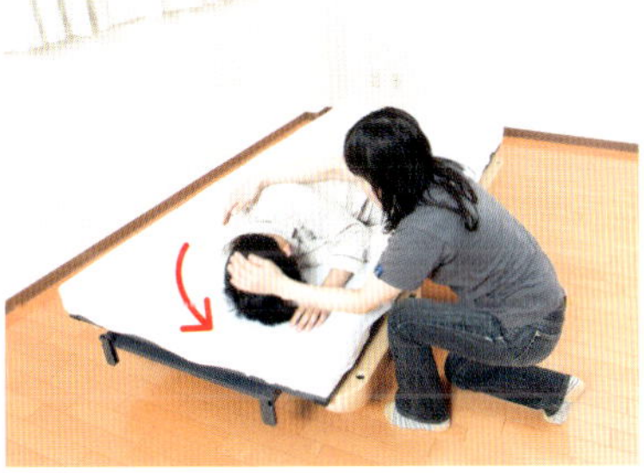

❷ **移動姿勢の準備**　頭を前屈させ、上半身をまとめ、体重が前方に移動しやすい状態を作る

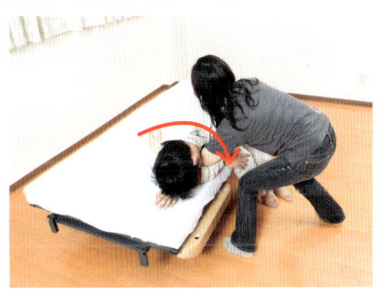

❸ **体重移動の誘導**　持ち上げるのではなく、対象者の肩の体重を介助者の肘の方向に移動させるイメージで上体を前方に動かす

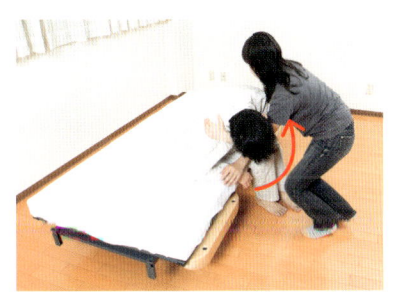

❹ **回旋の介助**　頭を回旋させるには、介助者の肘にかかっている体重を対象者の大腿部に移動させるように動かす

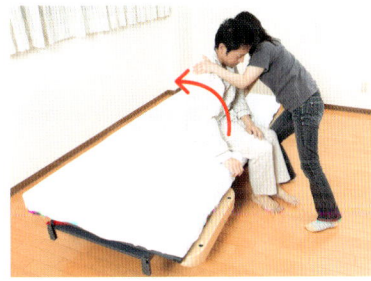

❺ **後方への体重移動の誘導**　両大腿部から骨盤、坐骨部に体重を乗せるように起こしていく

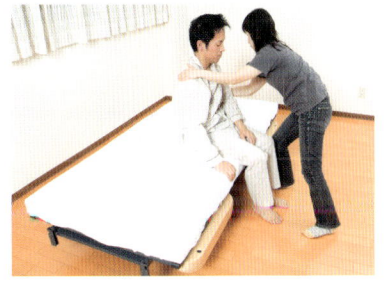

❻ **起き上がりの終了**　体位を整える

Point　頭の回旋時には、頭を前屈させる

頭を回旋させて起き上がるときには、頭への負担が起こらないように頭を前屈させる。頭が後屈していると上体の体重バランスが崩れ、頭にも悪影響を及ぼす。

コラム　よくみられる"悪い"起き上がりの例

真横に起こす

　真横に起こそうとすると、上体のまとまりがないまま無理やり起こすことになり、頸に負担がかかるだけでなく、対象者は苦痛と恐怖を感じる。また、持ち上げる（振り上げる）ため力の調節が難しく、対象者を放り投げる状態にもなりかねない。

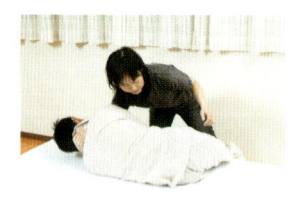

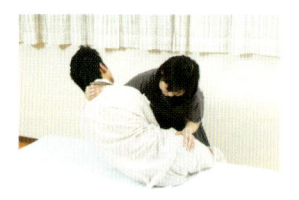

頸を支えに引っ張り上げる

臀部にずれ力がかかる

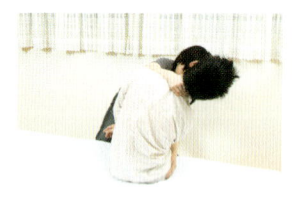

持ち上げる力が大きく、対象者を放り投げるような状態になっている

後方にカーブさせて起こす

　このようにすると頭が後屈しているため、上体が背部側へ倒れそうになる。そのまま振り回して起き上がらせると、振り子力がかかり、首の捻挫などが起こる危険性がある。起き上がっても重心線が基底面外にあるため安定な姿勢が維持されない。介助者の負担も大きい。

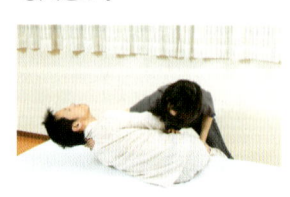

頭が後屈しており、重心線が基底面からはずれているために不安定

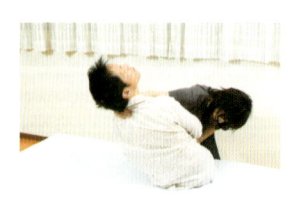

臀部を支点として振り子力で上体を起こすため、臀部にずれ力と圧迫がかかる

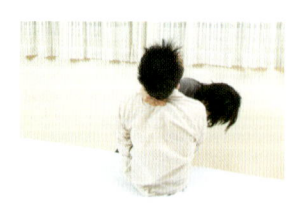

重心線は基底面内になく不安定。自力座位がとれない

Chapter 05

ケースで考えるポジショニング
褥瘡を予防する姿勢の管理

Chapter 05

1 骨盤後傾で、座位時に仙骨部に圧がかかるケース

座位のポジショニング

ポジショニング前の姿勢の評価

　骨盤後傾で座位時に仙骨部に圧がかかる、いわゆる"ずっこけ座り"（前座りともいう）になるケースでは、背筋・腹筋などの筋力低下や股関節の拘縮がみられることが多い。大腿後面の接触面積が狭く、尾骨がせり出している。また、背中の一部と尾骨で支えているため、背部・尾骨部に圧迫とずれ力が発生しやすい。

このケースの座位姿勢

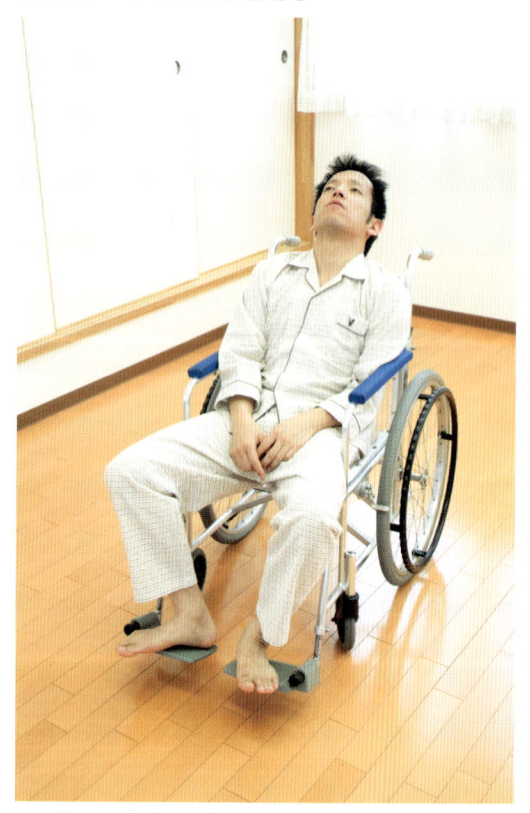

脊柱が傾き臀部を前方に押している

基本となる座位姿勢（比較）

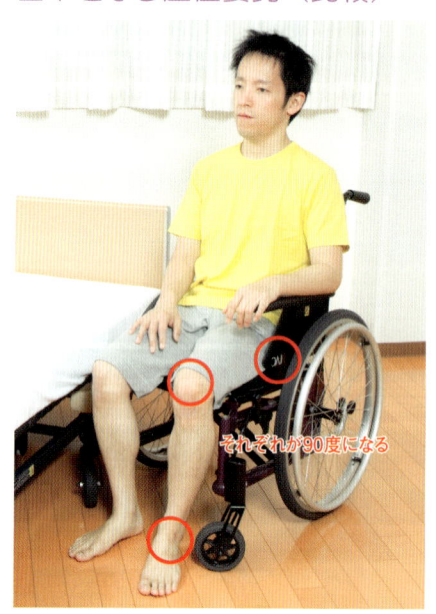

脊柱が基底面内に収まっている。骨盤の歪みがなく臀部が安定

このケースの座位姿勢の体圧データ

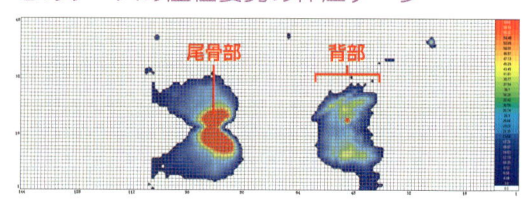

尾骨部と背中の一部に体圧が集中。接触面積は狭く、体圧分散不良

ポジショニングの実際

● 平常時

「脊柱の位置修正」と「座面確保」が重要である。具体的には、①斜めになっている脊柱をどのようにまっすぐにするか、②臀部が前方へずれないためにはどうするか、を考える。これらは互いに影響し合うので、観察しながら双方に介入する。

座位のポジショニングの実際－平常時

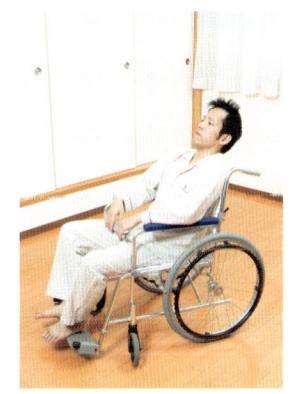

❶ ポジショニング前の座位姿勢

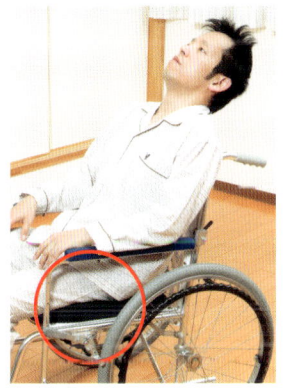

❷ 座面クッションの使用　前方へのすべり予防と除圧を目的に、座面クッション（ⓐ）を使用

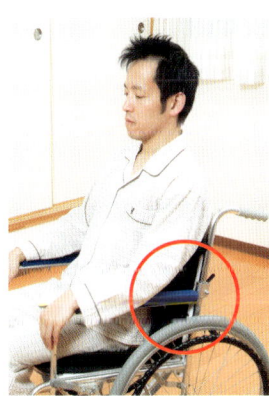

❸ 背部クッションの使用　上体の後方倒れ予防に背部クッション（ⓑ）を用い、基底面内に脊柱が収まるようにする

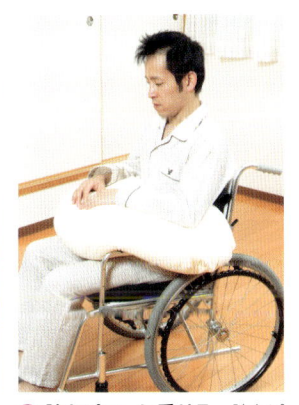

❹ 腕をピローに乗せる　腕をピロー（ⓒ）に乗せると体圧分散がよくなり、臀部の局所圧も減少する。重心も前方へ移動し、前方へのずれを予防する

注）本書の写真下の説明文中に出てくる「ピロー」とは「ポジショニングピロー」を指す。

ポジショニング後の姿勢

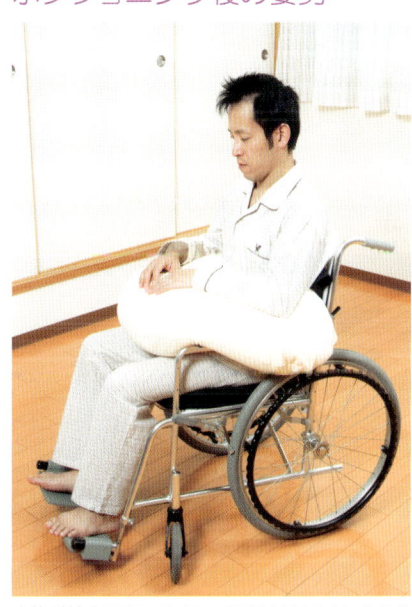

脊柱が基底面内に収まり、股関節が90度に支えられ姿勢が改善している

使用物品

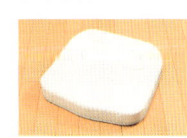

ⓐ P.125（22）（カバーを取ったもの）

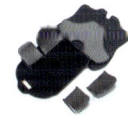

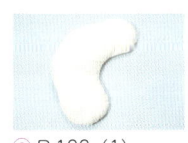

ⓑ P.126（25）

ⓒ P.122（1）（写真❹ではレギュラータイプを使用）

1 骨盤後傾で、座位時に仙骨部に圧がかかるケース

● **食事時**

　食事時には「スムーズな嚥下」「腹部の圧迫除去」「視野の確保」が得られるポジショニングを考える。そのためにポジショニングピローを用いて背部傾斜を調整する。股関節の拘縮、麻痺の有無、脊柱の歪みや筋肉の微妙な付き方の違いなど、個々の状況・状態に応じたポジショニングピローの選択（厚さ・素材）と挿入法を検討する。

座位のポジショニングの実際－食事時

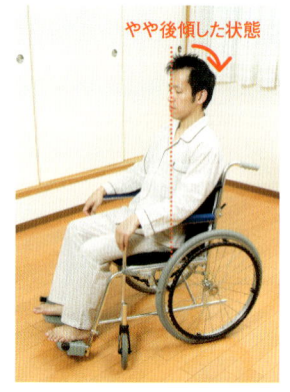

❶ **平常時の座位姿勢**　背部が後傾しているため、食事動作がうまく行えない

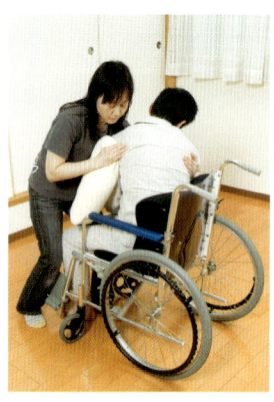

❷ **背部にピローを挿入**　背部にピロー（ⓐ）を挿入するために前傾させる

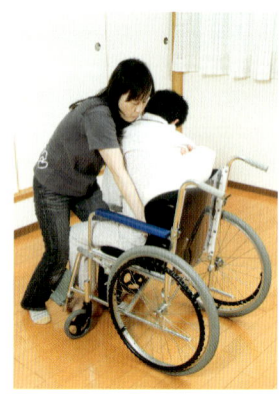

❸ ❷と同じ。ピローを挿入しているところ

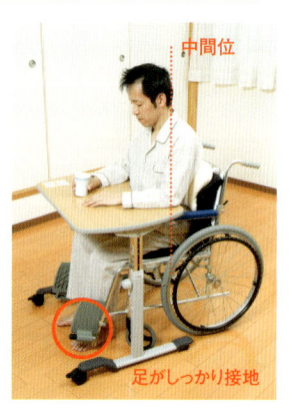

❹ **食事に適した座位姿勢**　上体が中間位をとっている。床に下ろした足に体重がかかり、重心の位置が前方に移動する

使用物品

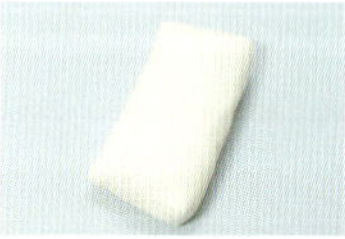

ⓐ P.122（2）
（写真❷ではレギュラータイプを使用）

ポジショニング後の姿勢

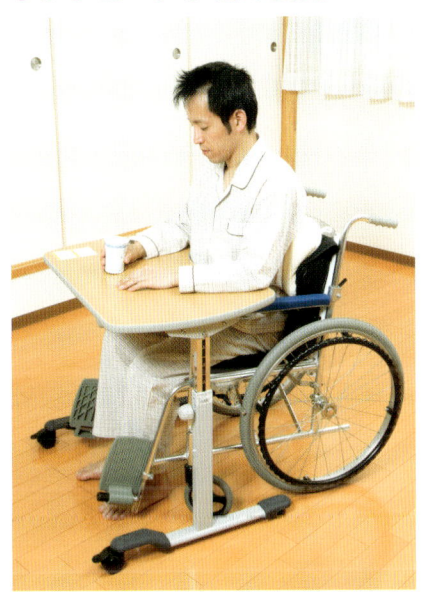

背部のピローの位置と挿入の深さは適切であり、90度姿勢（股関節・膝・足部のいずれもが90度）になっている

> **Point** 食事に適した体位

食事時には前傾姿勢にするが、前傾し過ぎると腹部を圧迫し食事量に影響を及ぼす。一方、後傾していると食物の通過に影響がある。食道がまっすぐなラインをとる体位（中間位）がよい。

コラム　食事時の"悪い"ポジショニング

食事時の姿勢では、嚥下機能とも関係する首・肩・上肢などの位置と機能性の観察が必要である。そのポジショニングの何が悪く、どのような機能を障害するかなどをアセスメントする。

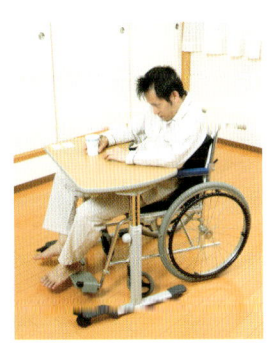

前座りになっている　膝・足関節の角度の調整もされていない

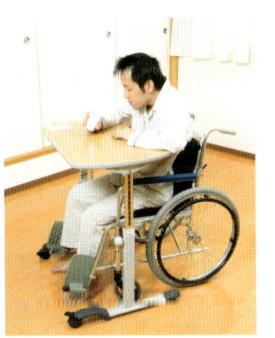

テーブルの高さが高すぎる　両上肢の位置が高いため、肩・首への負担が大きく、嚥下機能に影響を及ぼす

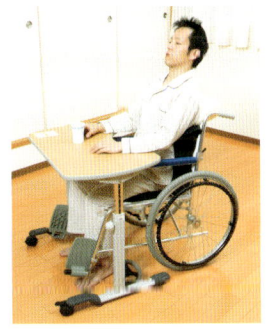

背部のピローの挿入が浅すぎる　後傾が改善されておらず、食物の飲み込みと通過に影響を及ぼす

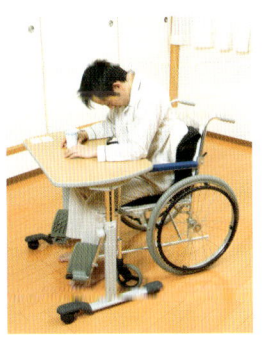

背部のピローの挿入が深すぎる　前倒れになり、腹部圧迫による食事量の低下、首折れによる誤嚥の危険がある

1 骨盤後傾で、座位時に仙骨部に圧がかかるケース

仰臥位のポジショニング

ポジショニング前の姿勢の評価

①体軸のねじれ、②肩・骨盤・膝・足関節などの左右の高低差、③各関節の拘縮・変形の有無、を観察する。体軸のねじれがなくても、左右の高さが異なることもある。高低差や拘縮は部分圧迫やずれの原因となるため、これらのトータルアセスメントが重要である。

このケースの仰臥位姿勢

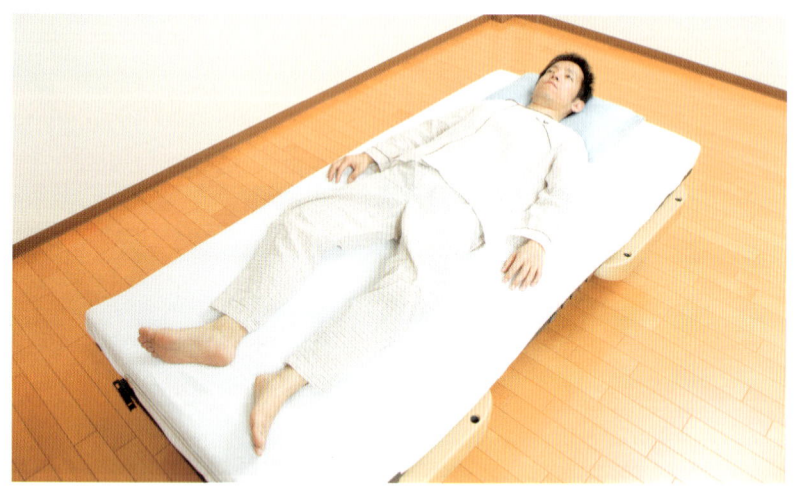

股関節の外旋のため、仙骨部と外果部を圧迫している状態

基本となる仰臥位姿勢（比較）

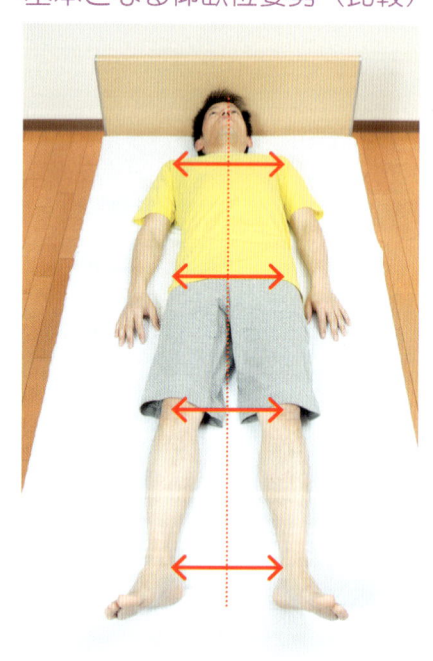

肩・骨盤・膝・足関節部が左右対称に位置している

下肢の状態

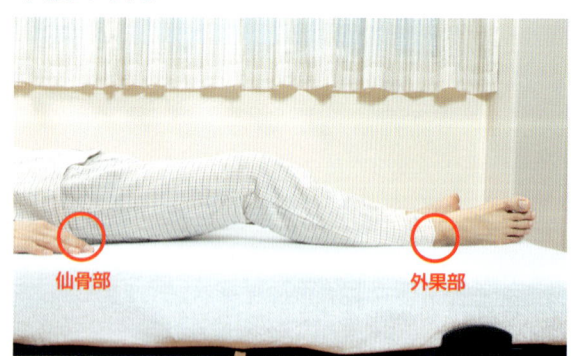

仙骨部と外果部が圧迫されている

このケースの仰臥位姿勢の体圧データ

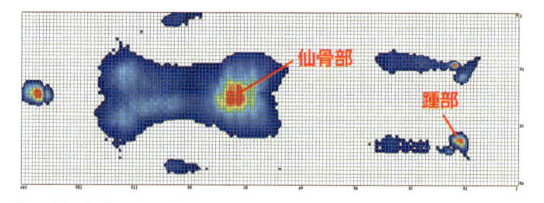

仙骨部・右外果部の体圧が高くなっている

ポジショニングの実際

　このケースのポジショニングのポイントは、体圧が高くなっている仙骨部・外果部への介入である。膝下部だけにポジショニングピローを挿入しているのをよくみかけるが、両下肢の外開きは股関節から起こっているため、股関節からポジショニングを開始することが大切である。

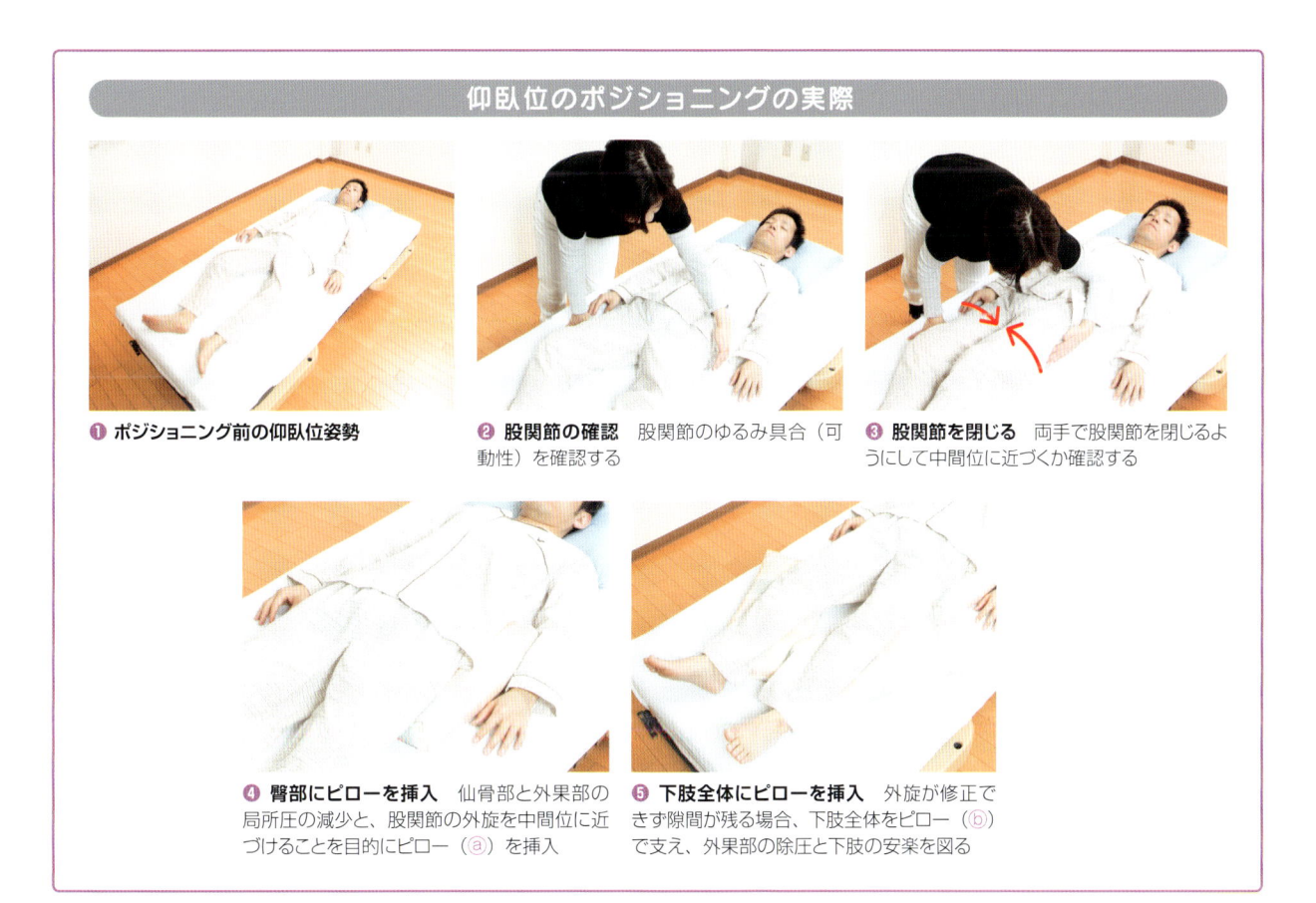

仰臥位のポジショニングの実際

❶ ポジショニング前の仰臥位姿勢

❷ 股関節の確認　股関節のゆるみ具合（可動性）を確認する

❸ 股関節を閉じる　両手で股関節を閉じるようにして中間位に近づくか確認する

❹ 臀部にピローを挿入　仙骨部と外果部の局所圧の減少と、股関節の外旋を中間位に近づけることを目的にピロー（ⓐ）を挿入

❺ 下肢全体にピローを挿入　外旋が修正できず隙間が残る場合、下肢全体をピロー（ⓑ）で支え、外果部の除圧と下肢の安楽を図る

使用物品

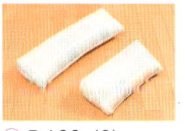

ⓐ P.122（2）　　ⓑ P.122（3）

1 骨盤後傾で、座位時に仙骨部に圧がかかるケース

ポジショニング後の姿勢

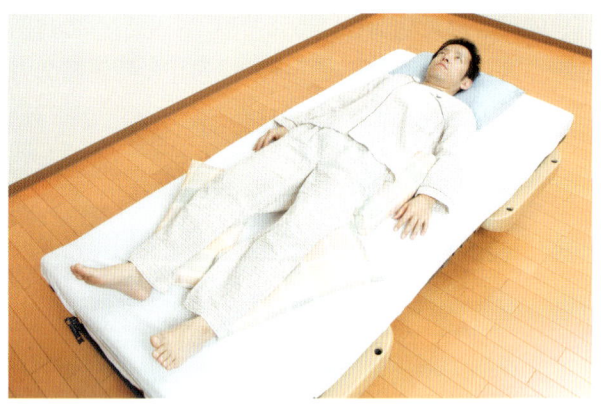

臀部への介入により外旋が修正され、ねじれも矯正されている。両下肢は自然な開脚位で支持されている

コラム　よくみられる"悪い"ポジショニング

膝下にポジショニングピローを挿入

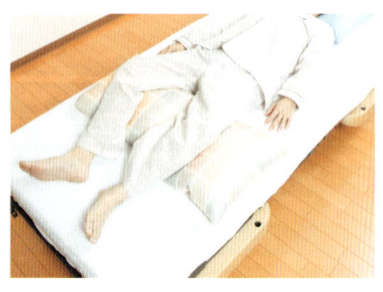

膝下の隙間は改善されるが股関節の外旋は残り、外果部の圧も残ったまま

外果部を減圧させようとして足関節部にポジショニングピローを挿入

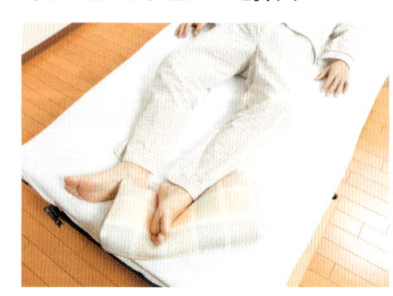

足関節部の挙上により股関節の外旋が一層増強される。足部の内反尖足拘縮も起こしやすい。仙骨部の圧迫も増強

コラム　オムツの使い方を見直そう

　オムツから漏れるときにはついつい何枚も重ねて使うことがあるかもしれない。濡れたオムツを長時間つけたままにすることは皮膚の脆弱をまねき、褥瘡の発生を誘発することはいうまでもないが、オムツを重ねて使用したときには蒸れは一層ひどくなり、褥瘡のリスクもより高くなるといえる。また、悪影響は蒸れだけでなく、圧にも及んでくる。

　オムツを何枚も重ねて使用すると股間が開き、下肢が外に回旋する。下肢は外に開くと骨盤をより後方に倒し、下肢全体に隙間ができやすくなる。それによって座っていても寝ていても仙骨部の圧は高くなり、結果として褥瘡の発生・悪化へとつながる。オムツから漏れるときには、枚数を増やすのではなく、あて方そのものを見直してほしい。

オムツのあて方による姿勢と体圧の違い

	座位	仰臥位
オムツを重ねて使用	オムツを重ねていることで圧が高くなり、かつ股間が開き骨盤が後方に倒れるため、さらに仙骨部の圧が高くなっている	仰臥位でも同じ現象が起きるため、仙骨部の圧は高い。仰臥位では股間が開くことで下肢が曲がるため、全体が浮いてしまい、さらに仙骨部の圧が高くなっている
オムツを重ねずに使用（適正使用）	オムツの重ねが少ないことで、若干仙骨部の圧は減るが、オムツ使用の場合、股間が開きやすく、骨盤は後方へ倒れる傾向にあり、不使用時より圧は上がりやすい	仰臥位でも座位と同様のことがいえる。ただし、オムツの枚数が減ることで圧は減少する

注）別条件下で測定した他の既存データとの比較はしないようにしてください。

1 骨盤後傾で、座位時に仙骨部に圧がかかるケース

側臥位のポジショニング

ポジショニング前の姿勢の評価

　側臥位では、体重を支える面積が狭く、大腿骨の付け根である大転子や肩に局所圧がかかりやすい。骨盤後傾のケースでの側臥位では後方に体重が残りやすいので、しっかり前方に体重をかけたポジショニングを目指す。

このケースの側臥位姿勢

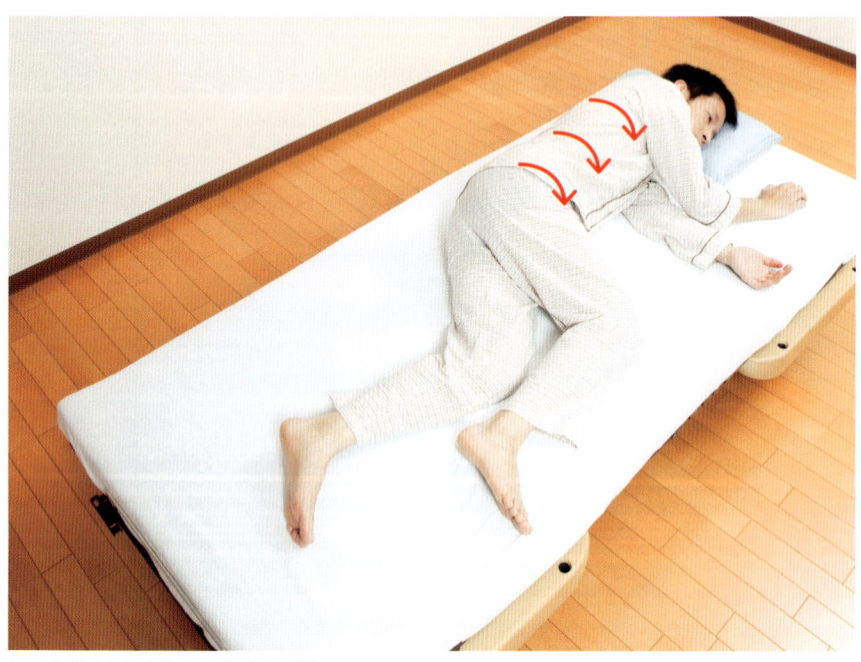

しっかり前方に体重をかけることを目指す

ポジショニングの実際

　身体の下側の圧迫・ずれの影響を考慮して、除圧・体圧分散が効果的となるようにポジショニングピローの形（厚み）や素材、挿入法を検討することがポイントとなる。

側臥位のポジショニングの実際

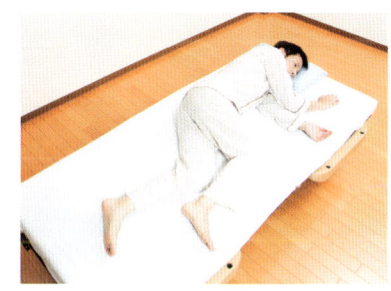

❶ ポジショニング前の完全側臥位姿勢

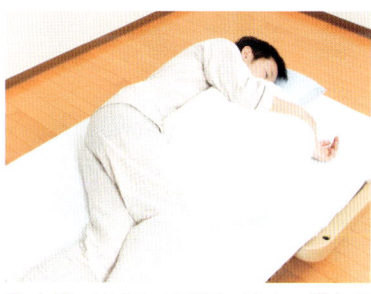

❷ 上体へのピローの使用　ピロー（ⓐ）の使用により上体の安楽性が増し、右上肢が支えられ、胸部（下になっている）左肩の除圧効果が高まる

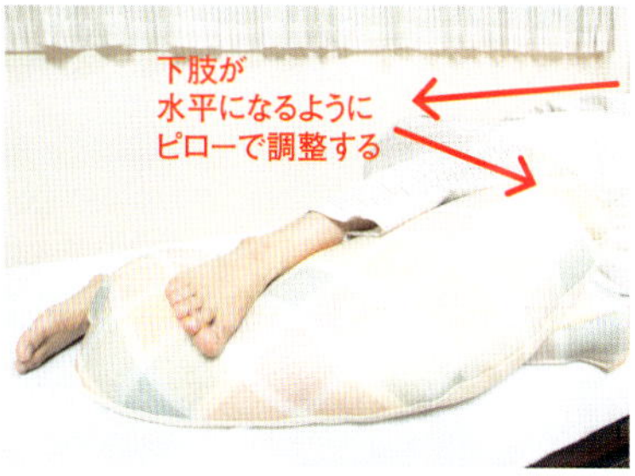

下肢が水平になるようにピローで調整する

❸ 下肢へのピローの使用　ピロー（ⓑ）の使用により右下肢全体が支えられ、左臀部から下肢全体の除圧効果が高まる

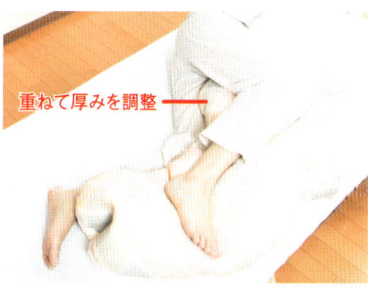

重ねて厚みを調整

❹ ピローの厚みの調整　❸で下肢全体を支える際にピロー（ⓒ）を重ね、厚みを調整することで下肢の内転内旋や骨盤の傾斜、体軸のねじれを防ぐ

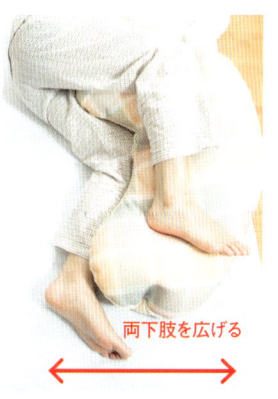

両下肢を広げる

❺ 下肢の重なりを回避　左右の下肢を広げて基底面を広くする。両下肢の重なりによる圧迫を避ける

使用物品

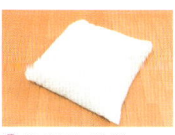

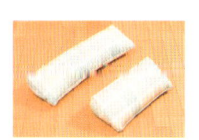

ⓐ P.123（10） 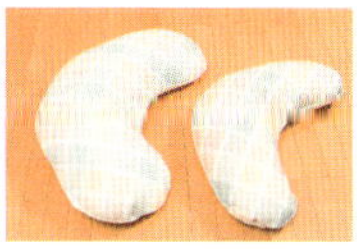　ⓑ P.122（1）　ⓒ P.122（2）

1 骨盤後傾で、座位時に仙骨部に圧がかかるケース

ポジショニング後の姿勢

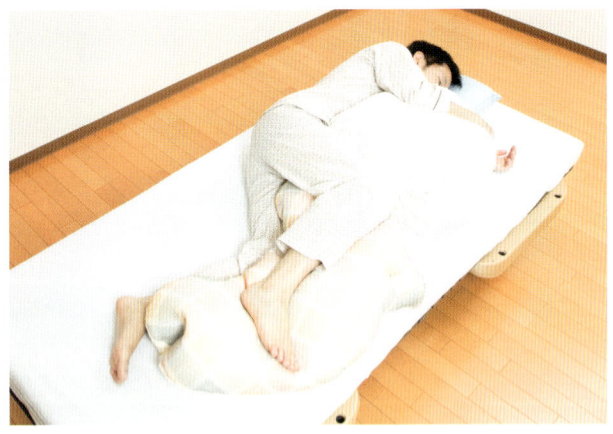

厚みのあるピローが挿入されることで上体・下体の体重がしっかり乗り、支持されている。ピローが身体に密着していて接触面積が広がっているため、除圧・分散に効果的な姿勢に改善している

Point　ポジショニングピローの挿入時の留意点

- ポジショニングピローの挿入時、高さが合っていない（高すぎる）と体圧が均等に分散されず、体軸のねじれも起こるため体位は安定しない。
- ポジショニングピローは身体に密着させるように挿入する。隙間ができて支えがなかったりポジショニングピローの高さが低すぎると筋緊張の亢進をまねき、疲労や拘縮につながる。
- 上体・下体を支えるポジショニングピローが小さい場合や厚みが薄い場合には、支えが不十分なために上体や下体が傾斜する。傾斜は骨突出などをまねき、体圧の上昇やずれの増強を起こす可能性を高める。

コラム　圧抜きの効果

　ポジショニングピローをしき込んだ後に圧抜きを行うことで、さらに圧を分散させられる。体重のかかっているところに手を差し込み、体の表面をなでるようにして圧を抜いていく。このときにポジショニング前に確認した局所圧やねじれ、関節が伸びているかどうかの確認も行う。

　手を差し込むことで体をマットレスに置き直すことになり、また衣服のしわなども修正される。さらに体の表面をなでることで筋肉をリラックスさせる効果も得られるため、体表面積が増え、より体圧も分散される。

　手を差し込む際に摩擦を起こさないようにするには、マルチグローブ®（P.126（28））が便利である。

マルチグローブ®を用いた圧抜き

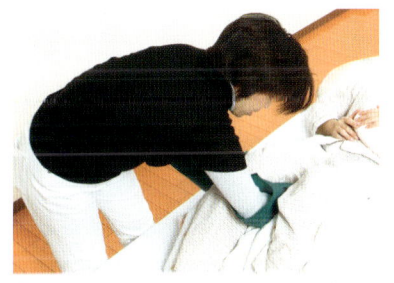

❶下肢の体重がかかっているところに手を差し込み、片足ずつ圧を抜く

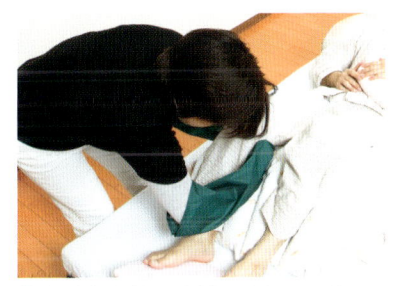

❷表面を優しくなでるようにさすっていく

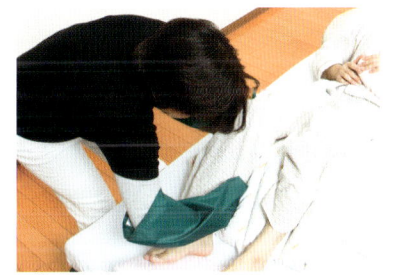

❸伸ばしたい方向になでると効果的である

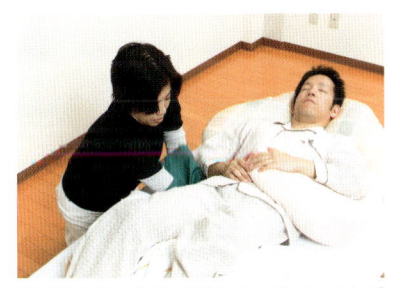

❹臀部は仙骨部の圧が抜けるようにしっかり手を差し込む

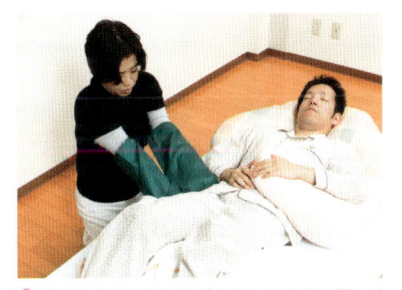

❺手を抜くときは姿勢が崩れないように優しく抜く

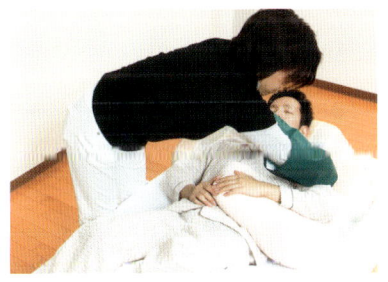

❻肩や胸郭の圧を抜くときには、圧を抜く方向を意識しながら行うと胸が広がる

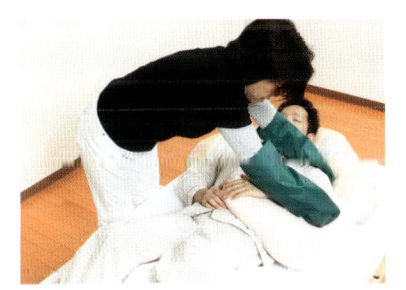

❼腕も下肢と同じように伸ばす方向になでて圧を抜く

Chapter 05

2 屈曲拘縮のあるケース

座位のポジショニング

ポジショニング前の姿勢の評価

　屈曲拘縮のあるケースでは、各関節の可動域が制限され、体軸のねじれが起こりやすい。上体と下体とで体軸の流れの方向が異なることも多く、どこを中心と考えて体位調整をすればよいか、身体各部のアセスメントが重要となる。拘縮により骨突出も増強されるため、骨突出の程度に応じたケアを検討することも大切である。

このケースの座位姿勢

体軸のねじれがある

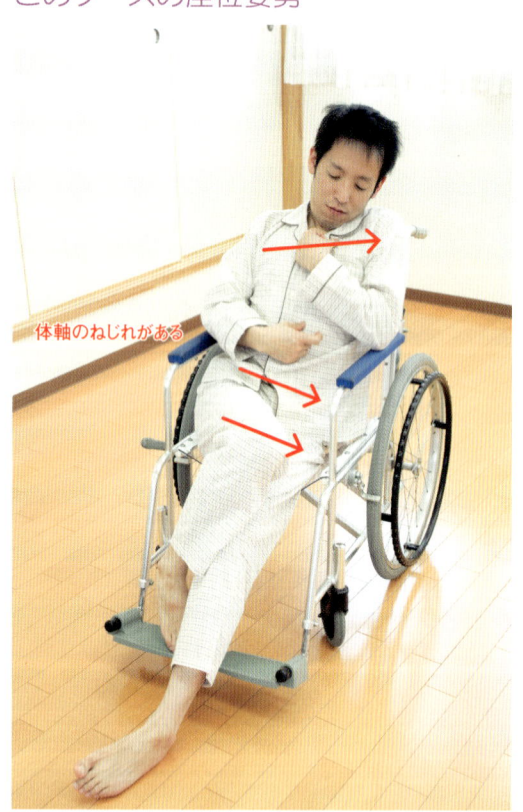

肩・骨盤のラインがねじれている。左側に傾斜し、左臀部と肘に圧がかかっている

基本となる座位姿勢（比較）

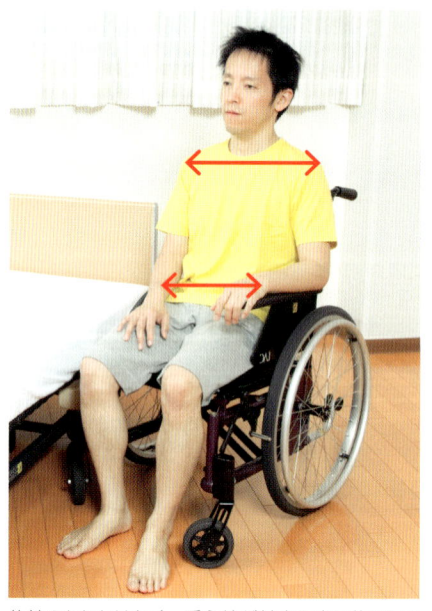

体軸のねじれはなく、重心線が基底面内に位置している

このケースの座位姿勢の体圧データ

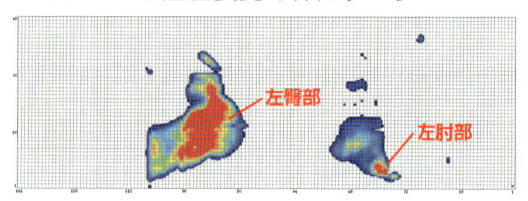

左臀部
左肘部

左臀部・左肘部に高い体圧がかかっている。臀部・背部の接触面積は狭く、体圧分散不良

ポジショニングの実際

● 標準型車椅子使用時

　体軸のねじれを整えることを考える。まず臀部面を調整し、次に課題のある上体や下肢のポジショニングを行う。一番問題となる箇所から行うと全体のバランス調整がしやすい。

座位のポジショニングの実際―標準型車椅子使用時

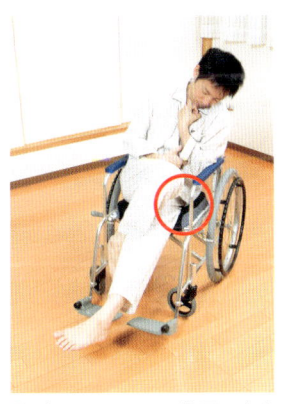

❶ **座面クッションの使用**　高さ調節可能な座面クッション（ⓐ）を用いて左への傾きを調整する

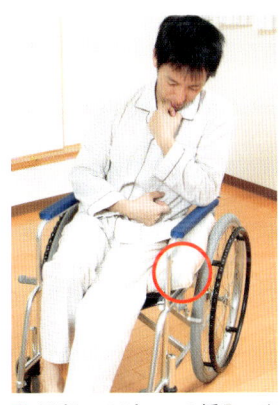

❷ **臀部へのピローの挿入**　座面クッションによる調整で不十分なところをピロー（ⓑ）で補い、骨盤傾斜を改善させる

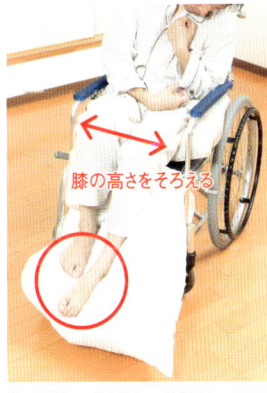

❸ **下肢へのピローの挿入**　両下肢の拘縮による臀部への影響を改善するため、下肢にピロー（ⓒ）を挿入し、足底に体重がかかるようにし、膝の高さをそろえる

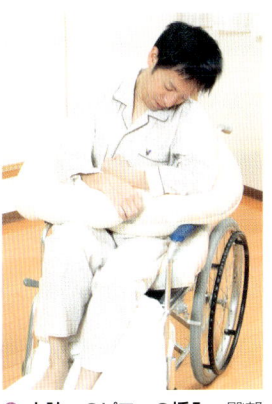

❹ **上肢へのピローの挿入**　臀部に上体の体重が乗るようにピロー（ⓓ）を使用して、上体の傾斜を改善する

使用物品

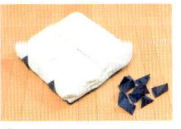

ⓐ P.125（20）
（カバーを取ったもの）

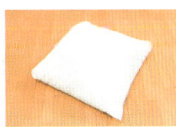

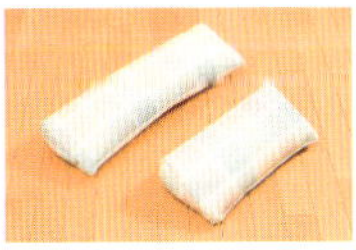

ⓑ P.122（2）

ⓒ P.123（10）

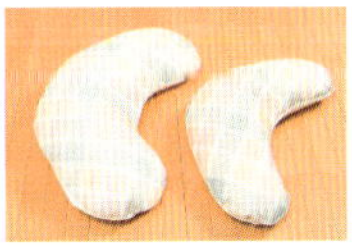

ⓓ P.122（1）

2 屈曲拘縮のあるケース

ポジショニング後の姿勢

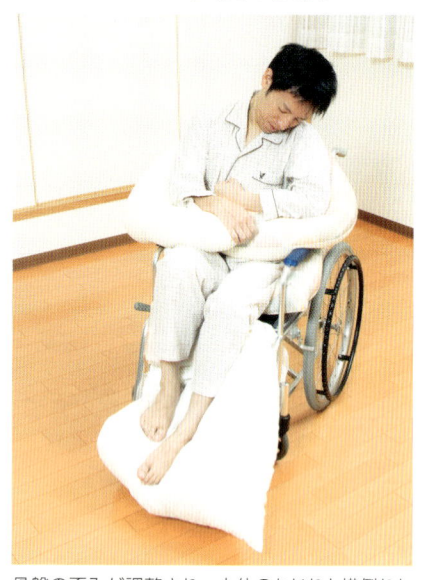

骨盤の歪みが調整され、上体のねじれと横倒れもかなり改善している

Point 高さの調整ができる座面クッションを使用する

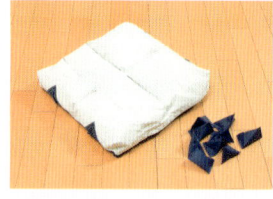

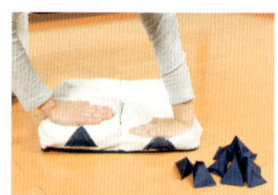

　体軸の崩れがあり体の傾きがみられるときには、その傾きがどこから起こっているかをまず確認する。骨盤から傾いている場合、その修正のために片側（健側）が下がるようにできる座面クッションを使用するのも有効である。

◀座面クッションに内蔵されている小パーツを抜いて、高低差が付けられるようになっている。（アカデミークッション®：ラックヘルスケア）

コラム よくみられる"悪い"ポジショニング

　座面の修正をせずに左に傾斜したままの状態で背中にポジショニングピローを入れても問題は改善せず、逆にピローに押されて前のめりになり危険である。

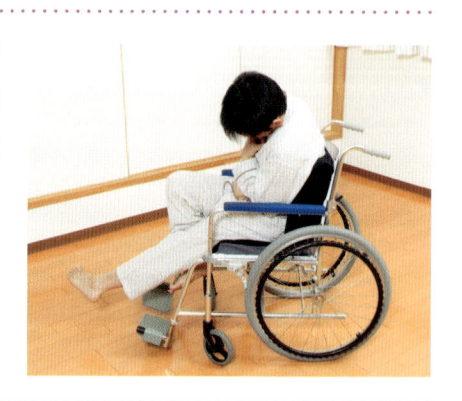

● ティルト・リクライニング機能付き車椅子使用時

　自分で上体を支えたり、姿勢の修正ができないケースの場合、標準型車椅子では除圧や圧分散に限界があるため、ティルト・リクライニング機能の付いた車椅子の使用が望ましい。
　ティルト・リクライニング機能付きの車椅子を使用する場合、背部をティルト・リクライニングすることで臀部に大きくかかっていた圧が背面や下腿に分散され、局所圧は減少する。

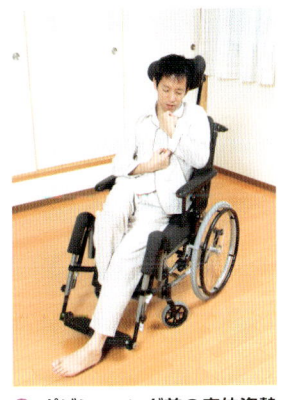

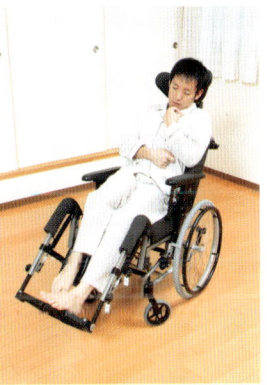

座位のポジショニングの実際―ティルト・リクライニング機能付き車椅子使用時

❶ ポジショニング前の座位姿勢
フットレスト、アームレストの高さ調整と背部クッションの形状調整を事前に行う

❷ ティルト・リクライニング
ティルト・リクライニングにより背部から臀部、下腿後面が椅子に支えられる

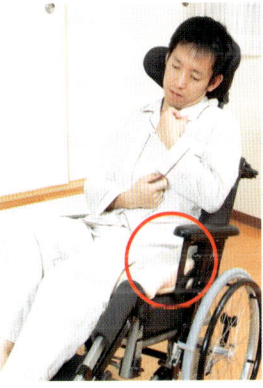

❸ 臀部にピローを挿入　左臀部にピロー（ⓐ）を挿入し、沈み込みを調整する

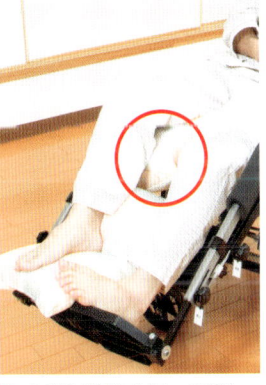

❹ 右膝の隙間にピローを挿入
拘縮のある右膝の隙間にピロー（ⓑ）を挿入。接触面積の拡大と安定、筋緊張の低下を図る

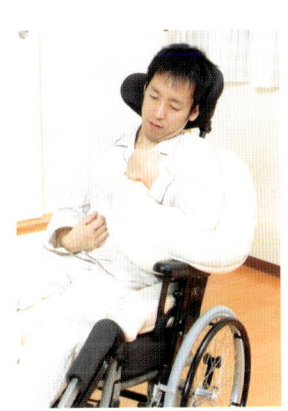

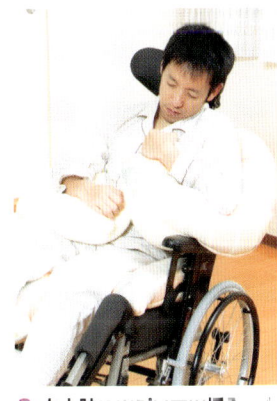

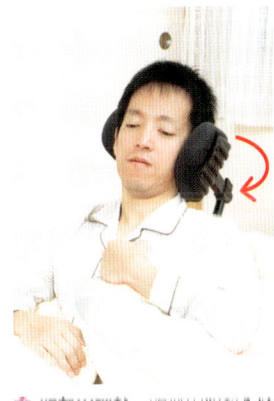

❺ 左上肢へのピローの挿入　ピロー（ⓒ）を使用し、左側への傾斜によって受ける圧迫を回避する

❻ 右上肢へのピローの挿入　右上肢の関節拘縮への対応としてピロー（ⓒ）を用いて支える

❼ 頭部の調整　頭部の傾斜を修正するために、ヘッドレストを用いて中間位を維持する

2 屈曲拘縮のあるケース

ポジショニング後の姿勢

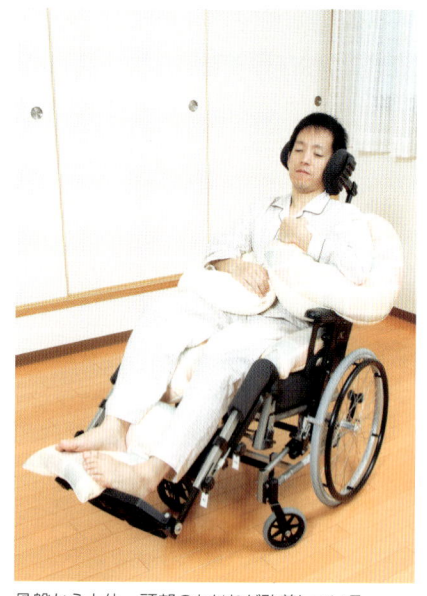

骨盤から上体、頭部のねじれが改善している

使用物品

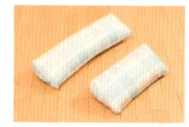

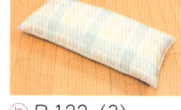

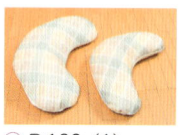

ⓐ P.122（2）　ⓑ P.122（3）　ⓒ P.122（1）

Point このケースでのポジショニングのコツ

①全身の後面を椅子に密着させる、②肩・骨盤・下肢の左右高低を調整するポジショニングピローの使用法を検討することが重要である。

ケースで考えるポジショニング **Chapter 05**

> **コラム** 頭側挙上姿勢は実は不安定

　背中を大きくもたれかけている頭側挙上の姿勢は一見楽なように思われるが、実は不安定である。傾いたり、ずれを起こしやすく、褥瘡の発生を誘発しやすい。そのため頭側挙上の姿勢においてもポジショニングは欠かせない。ずれないように下肢と上体を交互に上げてから、体を一度前方に倒し、背中の圧を抜き、ポジショニングピローを用いてポジショニングを行う。

　ベッドの構造上、足側を上げられない場合やベッドのサイズが合わないときには、臀部に少しはさみ込むように下肢の下にポジショニングピローを入れて上体を起こす。さらに傾きやすい背中や上肢を受けるようにポジショニングピローを入れる。こうすることで支える面積が増えて圧が分散し、かつリラックスして座ることができる。

頭側挙上の姿勢

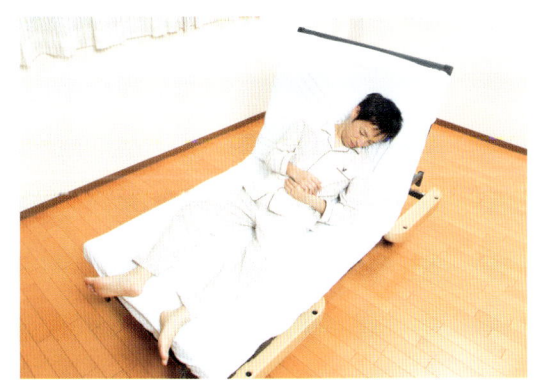

不安定なため、傾いたり、ずれを起こしたりしやすい

ポジショニングの実施①

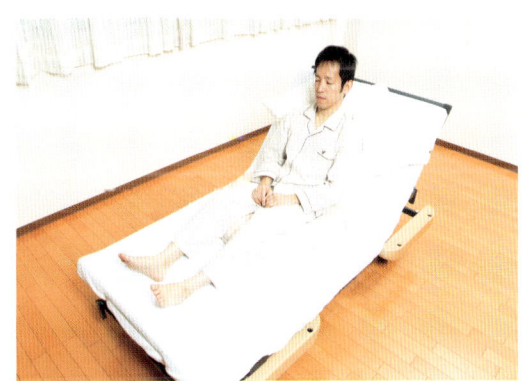

足側を上げられないときは、臀部の前方にピローを挿入し、上体を上げてから背にもピローを挿入する

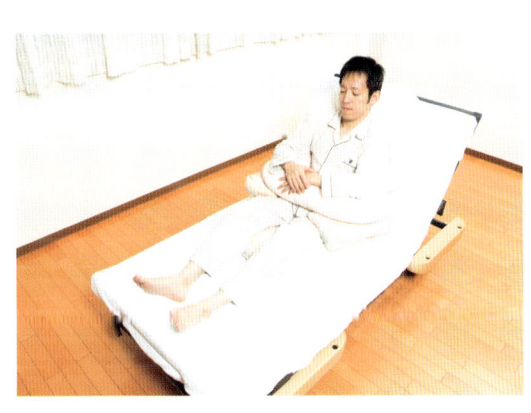

ポジショニングの実施②

体幹を支える力がないときには、体の傾きを防ぐため、さらに肘置きになるようにピローを挿入する

2 屈曲拘縮のあるケース

仰臥位のポジショニング

ポジショニング前の姿勢の評価

拘縮により体軸のねじれが起こり、それが体圧分布にも影響する。したがって、各部位のねじれのアセスメントが重要となる。

このケースの仰臥位姿勢

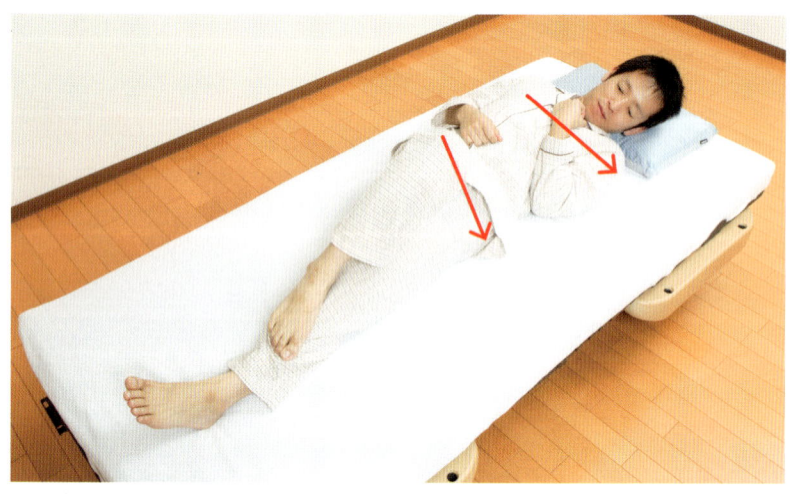

肩・骨盤のラインがねじれている。左半身の沈み込みがある

このケースの仰臥位姿勢の体圧データ

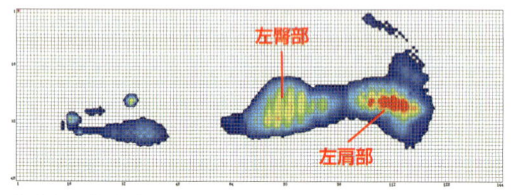

右半身の体重がかかり左側の体圧が高くなっている。左上腕の巻き込みにより左側の肩部から臀部の体圧が高いのがわかる

基本となる仰臥位姿勢（比較）

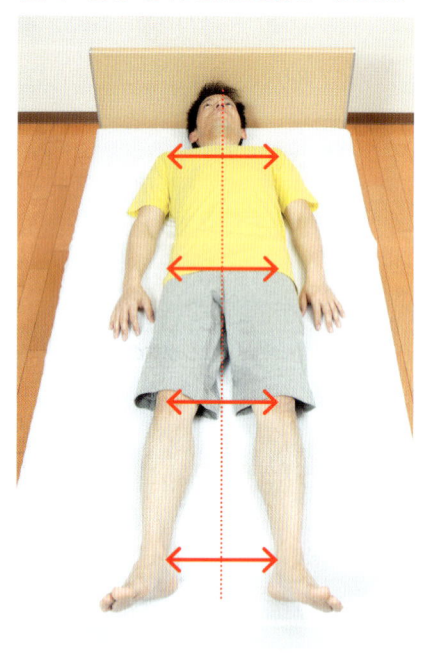

肩・骨盤・膝・足関節が左右対称に位置している

ポジショニングの実際

　左半身の沈み込みを調整し、左右の高低差を修正することがポイントとなる。そのために基底面を広くとり、安定させることが大切なので、まずは肩と骨盤を調整する。また右膝の拘縮により生じた膝の隙間をなくし、全身がベッドに接するようなポジショニングを目指す。

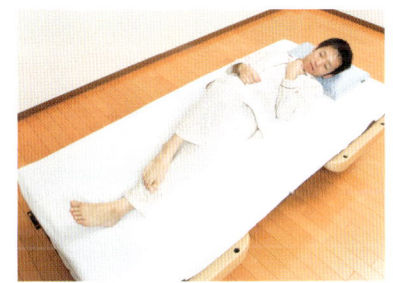

仰臥位のポジショニングの実際

❶ **ポジショニング前の仰臥位姿勢**

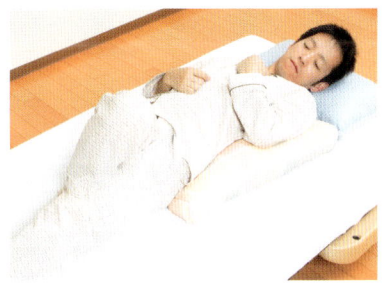

❷ **左上体へのピローの挿入**　左上体の沈み込みに対し、ピロー（ⓐ）を挿入する

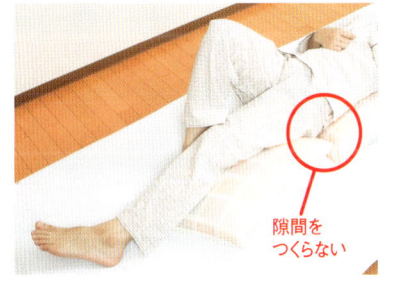

❸ **左下肢へのピローの挿入**　左下肢の沈み込みに対し、大腿から下腿部へピロー（ⓑ）を挿入する（隙間をつくらない）

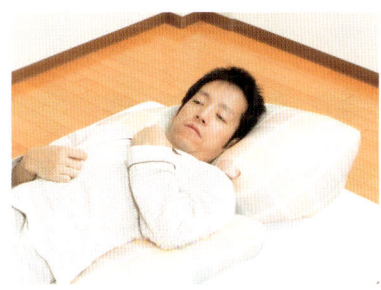

❹ **頭部へのピローの挿入**　頭部の左傾斜を修正するためにピロー（ⓒ）を挿入

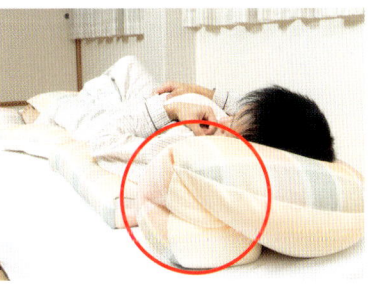

❺ **頭部のピローの調整**　頭部に挿入するピロー（ⓒ）は端を巻き込み、高さをつける

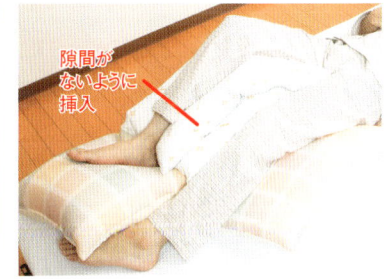

❻ **右下肢へのピローの挿入**　右膝拘縮への対応として右下肢へピロー（ⓓ, ⓔ）を挿入（隙間がないように挿入）

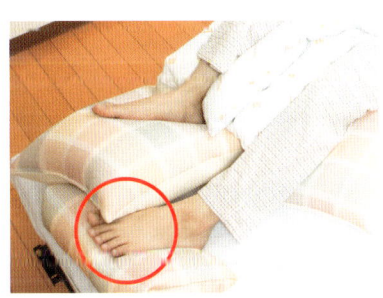

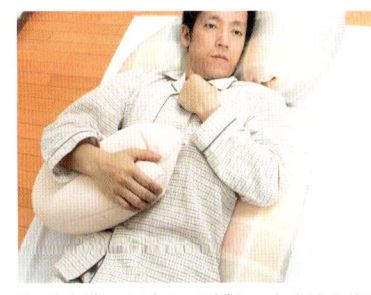

❼ **足底部へのピローの挿入**　尖足予防のために足底部へピロー（ⓐ）を挿入

❽ **右上肢へのピローの挿入**　右上肢の落ち込み予防のためにピロー（ⓕ）を挿入

2 屈曲拘縮のあるケース

ポジショニング後の姿勢

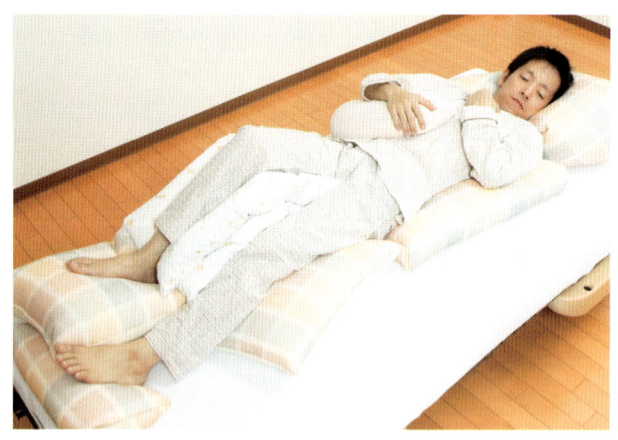

肩への介入により上体の沈み込みが改善。骨盤のねじれの調整により下肢の内転と足部の内反も改善している

使用物品

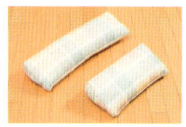

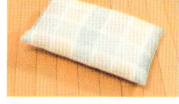

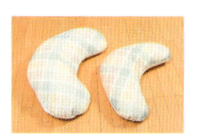

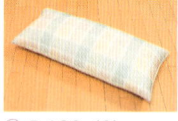

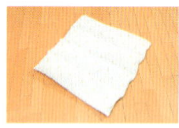

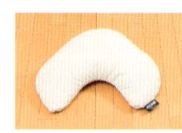

ⓐ P.122（2）　ⓑ P.122（4）　ⓒ P.122（1）

ⓓ P.122（3）　ⓔ P.123（8）　ⓕ P.124（14）

コラム　よくみられる"悪い"ポジショニング

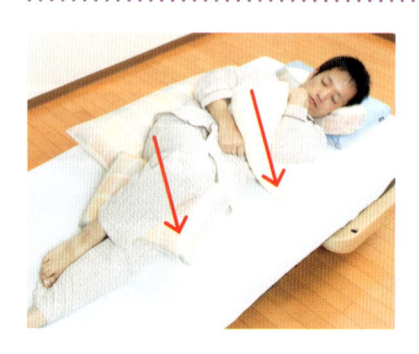

　屈曲拘縮により生じる隙間にポジショニングピローを挿入するケースをよく見かける。浮いた部分への介入は一時的な圧分散には効果的かもしれないが、体のねじれや傾きは修正できず、悪い体位を固定化させることにつながる。浮いた部位ではなく、沈み込みがある部位へ介入し全身の体重バランスを整えることが重要である。

◀隙間のある箇所にポジショニングピローを挿入することで左半身の沈み込みがよりひどくなり、圧迫を増強させ、拘縮部位への負担が増す

側臥位のポジショニング

ポジショニング前の姿勢の評価

　完全側臥位は基底面が狭くなるため、このような屈曲拘縮のあるケースでは肩・肘・骨盤・膝・外果部に高い圧がかかる。

このケースの側臥位姿勢

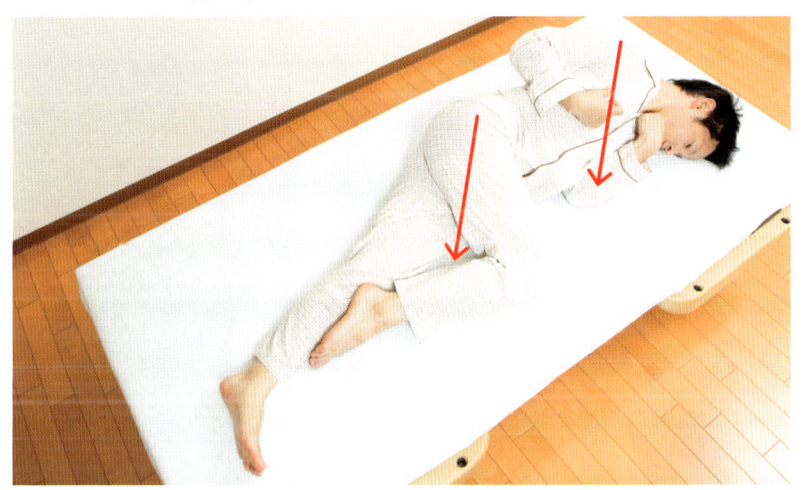

完全側臥位により左側の肩・肘・骨盤・膝・外果部が高い部分圧迫を受けている

基本となる側臥位姿勢（比較）

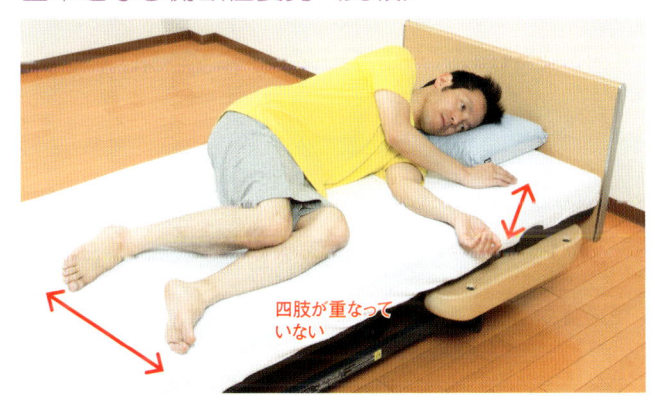

四肢を広げて重ならないようにすることで接触面積を増やし、部分圧迫を回避している

四肢が重なっていない

2 屈曲拘縮のあるケース

ポジショニングの実際

　完全側臥位では基底面が狭く体圧に偏りが生じる。局所圧の高い状態を回避するには完全側臥位ではなく、より接触面を増やし、体圧分散をよくする体位の選択、ポジショニングの検討も重要である。このようなケースでは、30度側臥位は有効な体位である。

仰臥位から30度側臥位へのポジショニングの実際

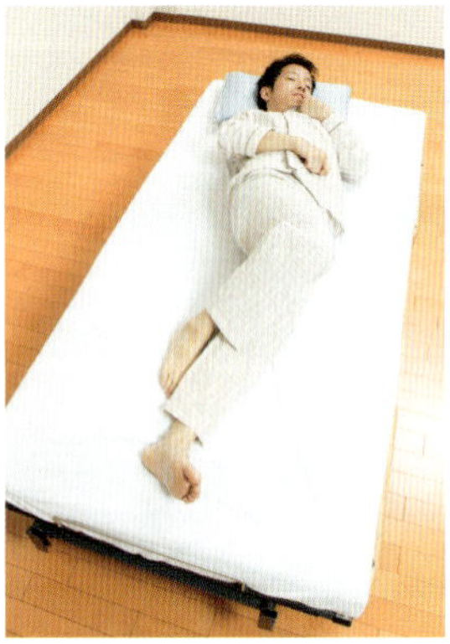

❶ **ポジショニング前の仰臥位姿勢**

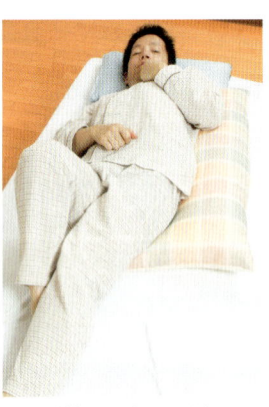

❷ **左上体へのピローの挿入**　沈み込んでいる側（左側）にピロー（ⓐ）を挿入し、重心の落ちる位置を反対側にする

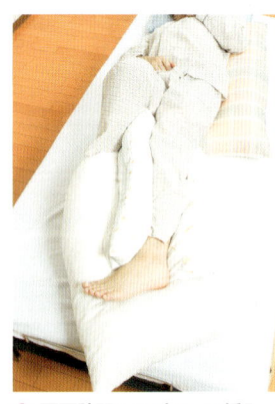

❸ **両下肢間へのピローの挿入**　下肢全体に角度がつくように、高さを意識しながらピロー（ⓑ、ⓒ）を挿入する

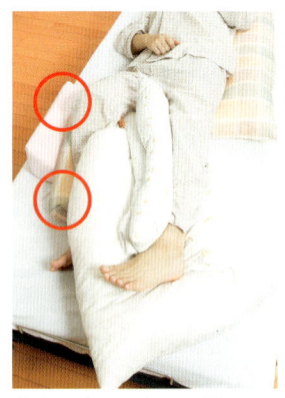

❹ **右下肢へのピローの挿入**　左半身に押されて部分圧迫が生じないように、右下肢へピロー（ⓓ、ⓔ）を挿入する

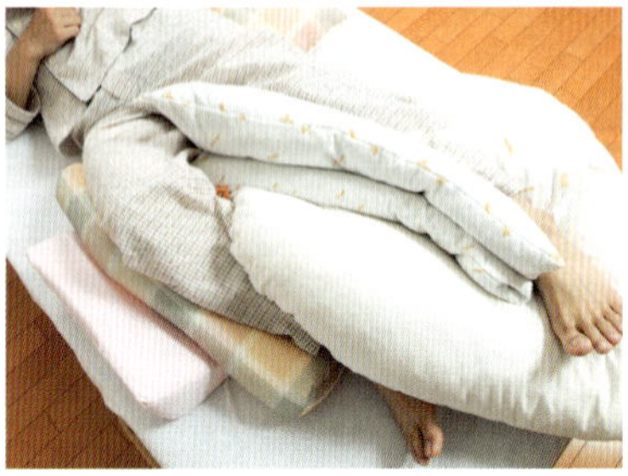

❺ **ピローの調整**　このときに両下肢が重ならないように、両膝の屈曲に合わせてピロー（ⓓ、ⓔ）を挿入するようにする

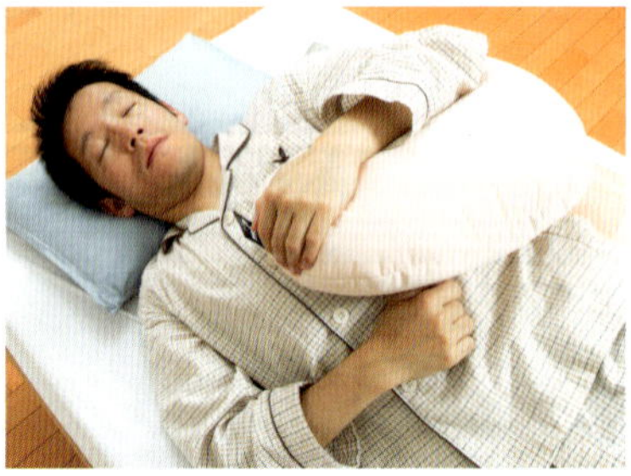

❻ **左上肢へのピローの挿入**　左肩の沈み込み予防のためにピロー（ⓕ）を挿入する

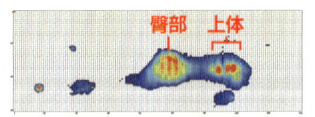

ポジショニング前（仰臥位）の体圧データ　上体と臀部に高い体圧がかかっている。接触面積は狭い

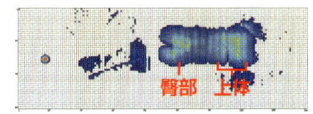

ポジショニング後（30度側臥位）の体圧データ　上体の接触面積が広がっている。上体と臀部が除圧されている

ケースで考えるポジショニング **C**hapter 05

ポジショニング後の姿勢

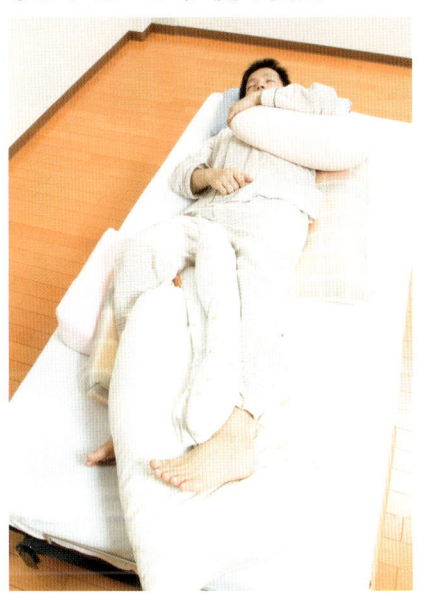

肩から骨盤のねじれが調整され、下肢内反や下側になる下肢への部分圧迫が改善している

> **Point** 側臥位の角度は慎重に決める

屈曲拘縮による傾斜が、どの関節にどのような影響を与えるかをアセスメントする。骨突出部や屈曲拘縮部位の圧迫などを考慮し、選択する側臥位の角度を慎重に検討する必要がある。

使用物品

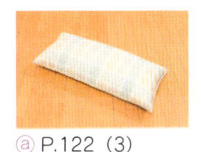

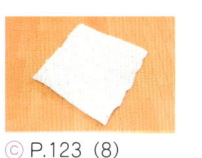

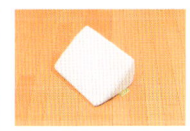

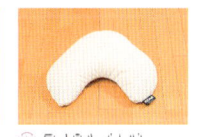

ⓐ P.122（3）　ⓑ P.123（10）　ⓒ P.123（8）

ⓓ P.122（2）　ⓔ P.124（16）　ⓕ P.124（14）

コラム　リフトをもっと活用しよう！

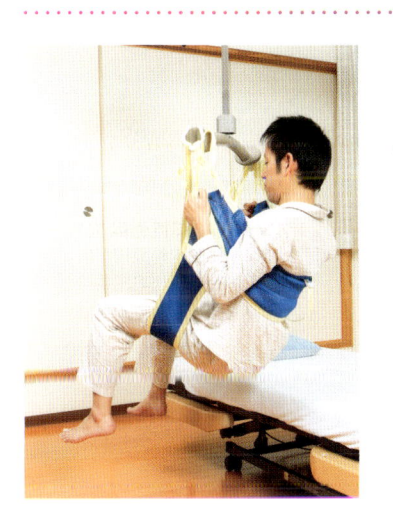

　ベッドから離れ、よい座位姿勢を確保することも褥瘡の予防につながる。しかし、介助量の多い動けない人を移乗させることは容易ではなく、そのため介護のマンパワーの限られる在宅ではベッドから離れる機会が少ないことも珍しくない。このような状況下では、力を必要としないリフトは欠かせない福祉用具であるといえるだろう。

　褥瘡がある場合やリスクが高い対象者の場合にも、移乗にリフトを使用することができる。たとえば写真のようなトイレ用吊り具では、ズボンの着脱を行うために臀部が大きくあく。吊り具で大腿部と肩甲帯のやや下方を支えるので、褥瘡の好発部位である仙骨・尾骨・坐骨・大転子部などは覆われず、負荷がかからない。

◀ トイレ用吊り具での吊り姿勢。臀部が大きくあいているため、褥瘡好発部位には圧がかからない

Chapter 05

3 片麻痺のあるケース

座位のポジショニング

ポジショニング前の姿勢の評価

　片麻痺のケースでは半身の麻痺や感覚障害を伴うこともあり、左右のバランスが崩れていることが多い。麻痺側に傾いている場合、重力により下方へ引っ張られる状態となり、体位を支持するためのバランス調整が難しい。また麻痺側を引きずりながら移動するため、麻痺側のずれ力が大きい。

このケースの座位姿勢

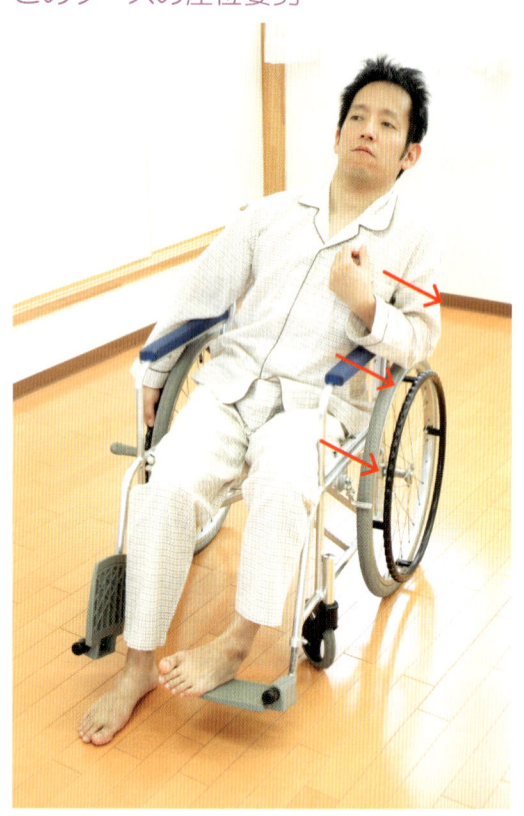

全体的に左側に傾き、沈み込んでいる

基本となる座位姿勢（比較）

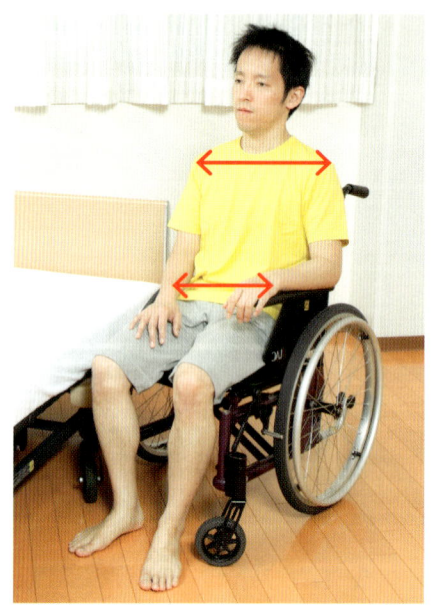

体軸のねじれはなく、重心線が基底面内に位置している

このケースの座位姿勢の体圧データ

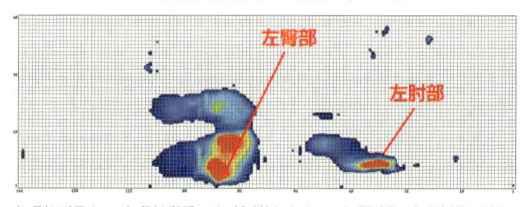

左側に傾き、右側が浮いた状態となり、左臀部・左肘部に高い体圧がかかっている

ケースで考えるポジショニング **C**hapter 05

ポジショニングの実際

　左に傾いている身体を中間位にすることがポイントとなる。まず、どこから傾きが起こっているかを確認する。骨盤から傾いている場合、上体のみの傾きを直しても圧は均等にならず、褥瘡も予防できない。傾きが起こっているところから修正していく。臀部への介入だけでもかなりの体位調整が見込める。

座位のポジショニングの実際

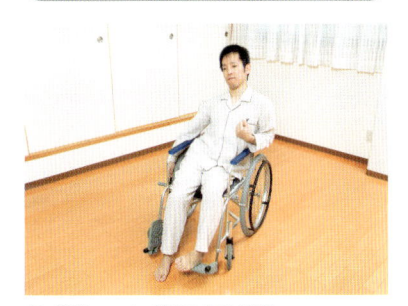

❶ ポジショニング前の座位姿勢

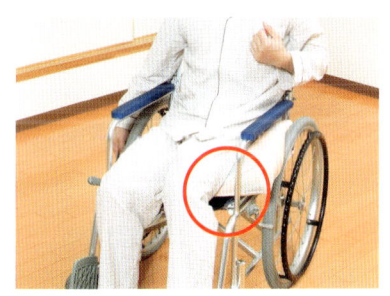

❷ 臀部への座面クッション・ピローの挿入
臀部に高さ調節可能な座面クッション（ⓐ）とピロー（ⓑ）を挿入し、骨盤傾斜を改善させる

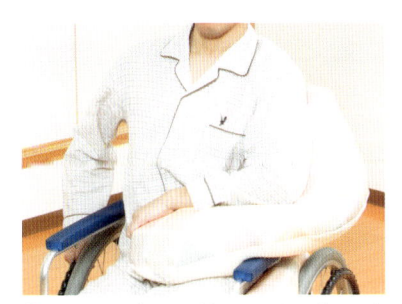

❸ 上肢へのピローの挿入　下方へ落ちる上肢を支えるように、肩からピロー（ⓒ）を挿入し、上体の傾斜を改善させる

ポジショニング後の姿勢

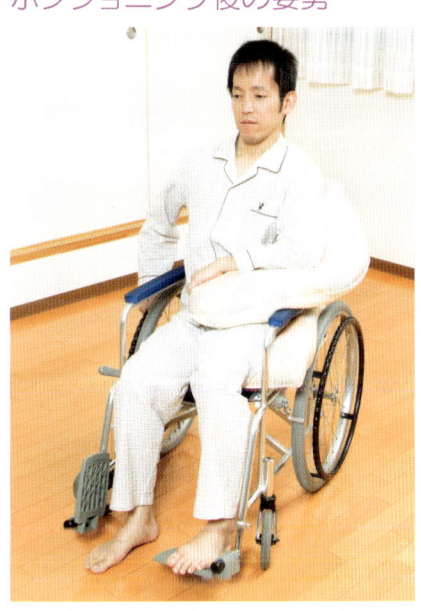

上体の横倒れが改善され、90度姿勢に近い姿勢が維持されている

使用物品

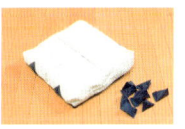

ⓐ P.125（20）
（カバーを取ったもの）

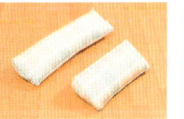

ⓑ P.122（2）

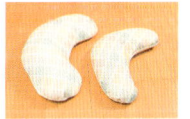

ⓒ P.122（1）

仰臥位のポジショニング

ポジショニング前の姿勢の評価

　麻痺側が重力により引っ張られるため、左半身に沈み込みが起こっている。沈み込みにより、肩・肘・仙骨・外果部の部分圧迫が強くなっており、痛みを起こしたり、寝返り・起き上がりなどの動きを阻害することにつながっている。

このケースの仰臥位姿勢

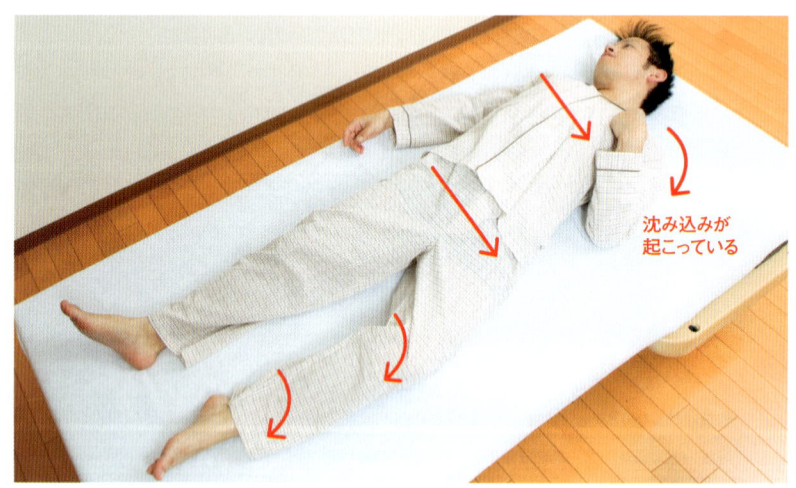

左半身の沈み込みがある

このケースの仰臥位姿勢の体圧データ

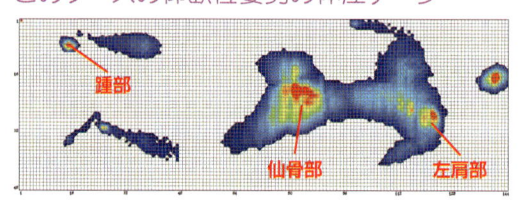

左肩部・仙骨部・踵部の体圧が高い

基本となる仰臥位姿勢（比較）

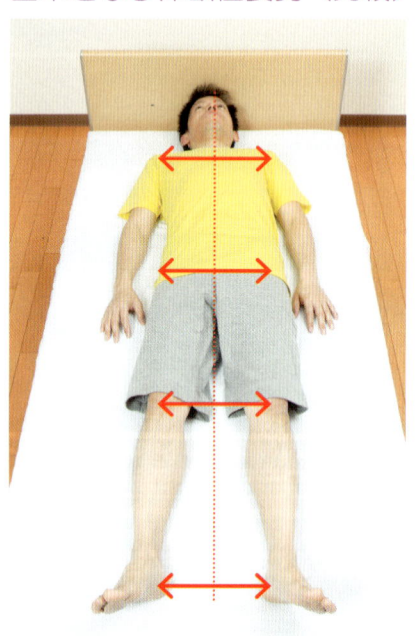

肩・骨盤・膝・踵部が左右対称に位置している

ポジショニングの実際

　左半身への沈み込みを修正するには、まず体圧が高くかかっている臀部から介入し、上体へと進む。臀部では下肢全体の沈み込みを改善するために骨盤から股関節までを意識しながら調整する。上体は、沈み込んでいる肩や胸を広げるようにし、左右のバランスを見ながら、傾斜付きのポジショニングピローを挿入する。

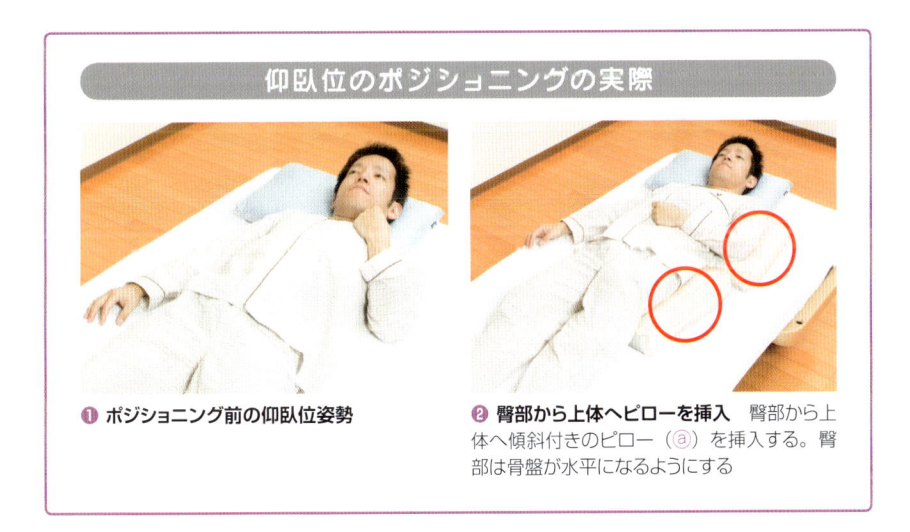

仰臥位のポジショニングの実際

❶ ポジショニング前の仰臥位姿勢

❷ 臀部から上体へピローを挿入　臀部から上体へ傾斜付きのピロー（ⓐ）を挿入する。臀部は骨盤が水平になるようにする

使用物品

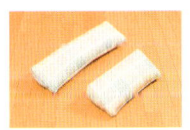

ⓐ P.122（2）

3 片麻痺のあるケース

ポジショニング後の姿勢

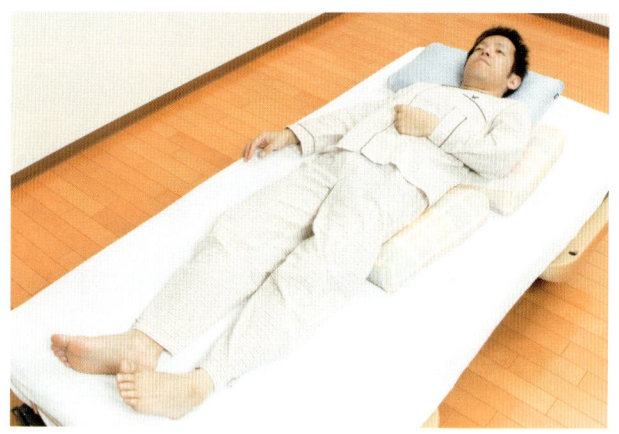

肩と骨盤の沈み込みが改善している

Point 臀部へのポジショニングピローの挿入法

　左に傾いている骨盤を水平にするようにポジショニングピローを挿入すると、股関節の外旋が調整され、さらに股関節に続く大腿部も調整される。ポジショニングピローはただ挿入するのではなく、筋肉や関節の関係を考慮して用いるようにする。

コラム よくみられる"悪い"ポジショニング

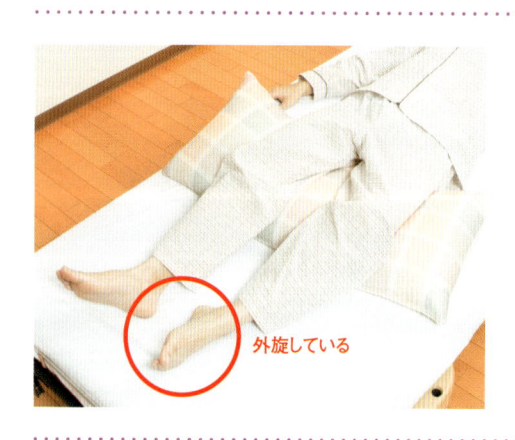

外旋している

　麻痺側の外旋している下肢の、膝が浮いて隙間ができているところにポジショニングピローを挿入しているのをよくみかける。このようなピローの挿入では仙骨部・踵部などの除圧や体圧分散には効果がなく、褥瘡予防にはつながらない。また、このポジショニングでは健側下肢の動きを抑制してしまうことにもなる。

◀膝下へポジショニングピローが挿入されているが、左下肢は外旋したままの状態である

● 沈み込みを修正することによって自力体位変換を促す

　片麻痺のケースでは、半身の沈み込みを修正すれば健側を使って自力で体位変換ができることが少なくない。頭部を健側に向け、あごを引き、下肢を曲げることで容易に寝返りができる。しかし、麻痺側に沈み込んだままでは麻痺側に引っ張られるため、動きにつながらない。

仰臥位から側臥位への自力体位変換

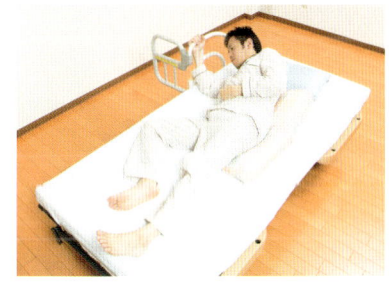

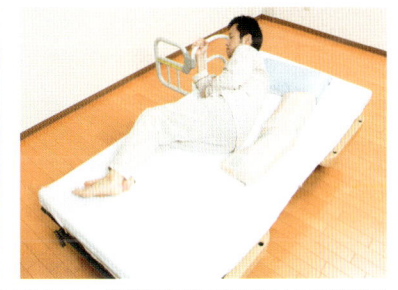

ポジショニングにより麻痺側の沈み込みが改善していると、健側の動きを起こすことで麻痺側の引き寄せも容易に行える

> **コラム**
>
> # ポジショニング実施時に行ってほしい評価

　ポジショニングを実施する際には、ただ隙間にポジショニングピローをしき込んで圧を分散させようとするだけでなく、以下の3点についても評価・確認してから行うことで、より高い褥瘡予防効果が期待できる。
　これらの評価は、くれぐれも無理やり力任せに行うのではなく、優しく行うことが大切である。強い力で急激に動かすと筋の緊張をより高め、拘縮を悪化させてしまう。また骨の突出具合や痛みなども併せて評価するとよいだろう。

1 圧と隙間の確認

　褥瘡を作らないためには、局所圧を減少させることが重要である。そのため事前に、体重がかかっているところの圧と、体重のかかっていない隙間の場所を手を差し込んで確認する。ポジショニング後は、ポジショニングピローをしき込んだところも圧抜きする。これらのときに福祉用具「マルチグローブ®」を使用すると摩擦が少なく、簡単に手が入る。

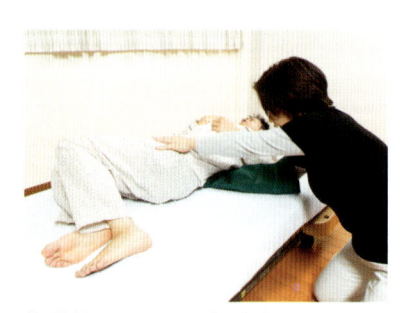

体重がかかっていない隙間を確認する

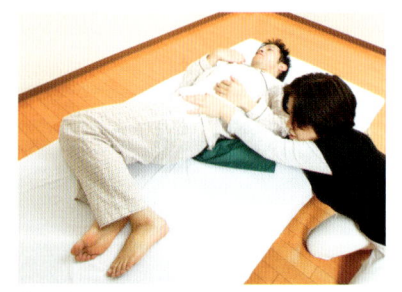

体重がかかっているところはしっかり手を体の下まで差し込み、確認する

2 ねじれの確認

　ねじれは体のゆがみにつながる。ゆがみは偏った圧の原因となり、褥瘡予防においては修正したい現象の一つである。そして何よりゆがんだ体は褥瘡以外の二次障害をも引き起こす原因となる。食事の摂取不良・呼吸状態の悪化・便秘などは体のゆがみが原因となって起こることが少なくない。

　ポジショニングを適正に行うことでリラックスした状態が得られ、ゆがみを修正する効果もある。どこでねじれやゆがみが起こっているのか、重心がどちらに傾いているのかを評価し、できるだけ不自然なねじれをなくすような姿勢を作ることを心がけたいものである。

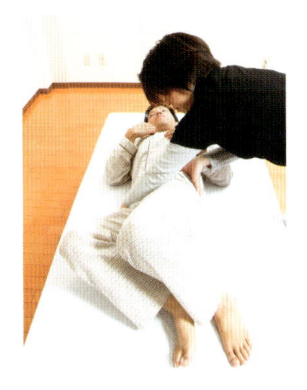

どちらにねじれているのかを実際に動かしながら確認する

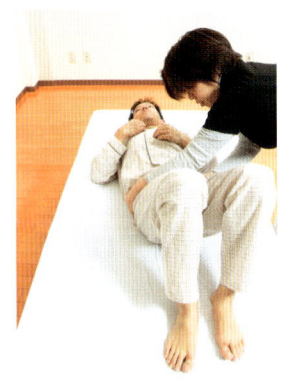

ねじれの修正が可能な場合は、できるだけ自然な状態でポジショニングすることを心がける

3 関節の動き（可動性）の確認

　拘縮がある場合、隙間が増えることで圧が局所に集中しやすくなり、また骨突出も褥瘡発生の原因となる。前述したように、ポジショニングにはリラックス効果があり、関節拘縮の予防や改善の効果も得られる。そのため、関節の柔軟性を最初に確認し、無理のない範囲で伸ばしながらポジショニングを行うと効果があがる。

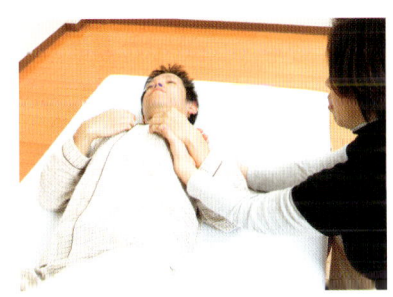

中枢部と末梢を優しく把持する

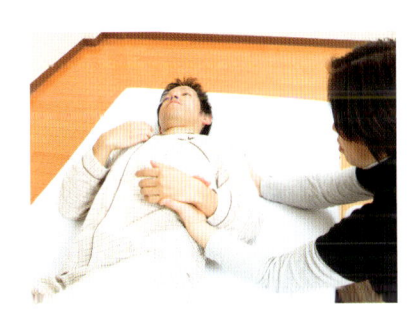

そっと伸ばしながら柔軟性を確認する。決して急激に大きな力をかけないように心がける

Chapter 05

4 四肢麻痺のあるケース

座位のポジショニング

ポジショニング前の姿勢の評価

　四肢麻痺は、片麻痺と比べて体重のかかり方の左右差は少ないが、身体構造上一番体重のかかる部位である臀部に圧が集中する。また麻痺のため、座位姿勢をとるときには四肢の重だるい感じが増強することになる。

このケースの座位姿勢

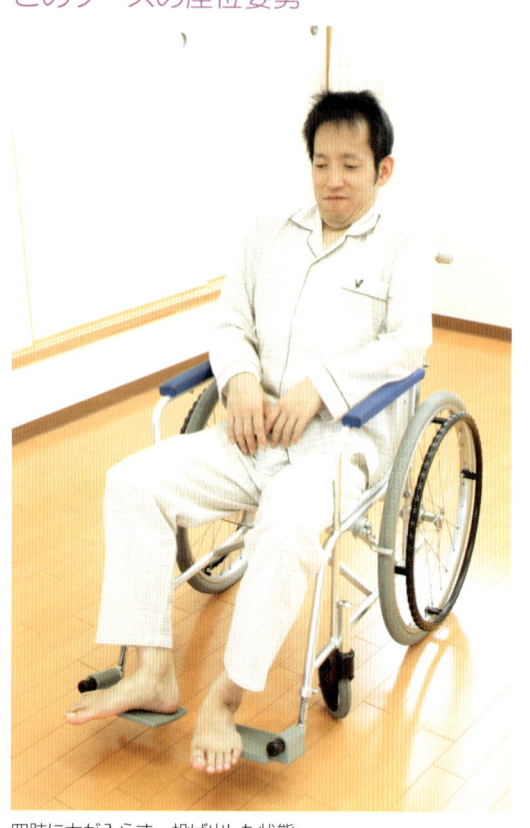

四肢に力が入らず、投げ出した状態

基本となる座位姿勢（比較）

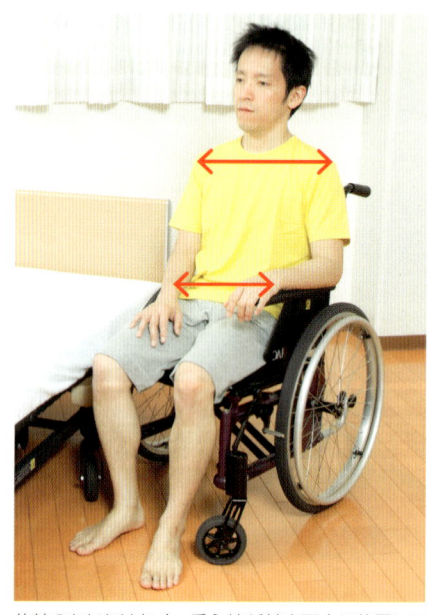

体軸のねじれはなく、重心線が基底面内に位置している

このケースの座位姿勢の体圧データ

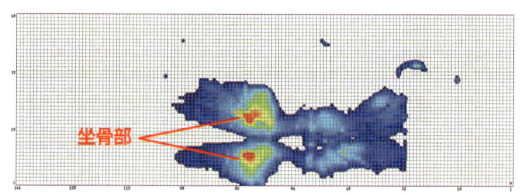

坐骨部

両坐骨部の体圧が高い

ポジショニングの実際

臀部に集中した体圧をどのように分散させるかがポイントとなる。座面クッションを使用して坐骨部の除圧を図るとともに、さらに体圧分散をよくするために上肢にもポジショニングピローを使用して支える。また、座位姿勢をアセスメントし、基底面内に重心線が位置するように、場合によって背部クッション（やポジショニングピロー）の使用も検討する。

座位のポジショニングの実際

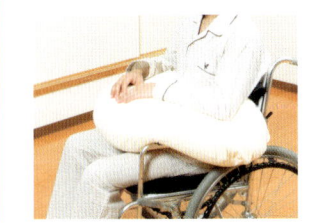

❶ 座面クッションと上肢へのピローの使用
空気量の調節が可能な座面クッション（ⓐ）を用いて体重のかかる坐骨部の除圧を図る。両上肢を受けるピロー（ⓑ）を使用する

使用物品

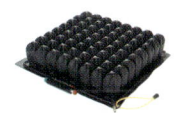

ⓐ P.125（18）
（カバーを取ったもの）

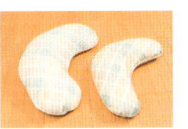

ⓑ P.122（1）
（写真❶ではレギュラータイプを使用）

ポジショニング後の姿勢

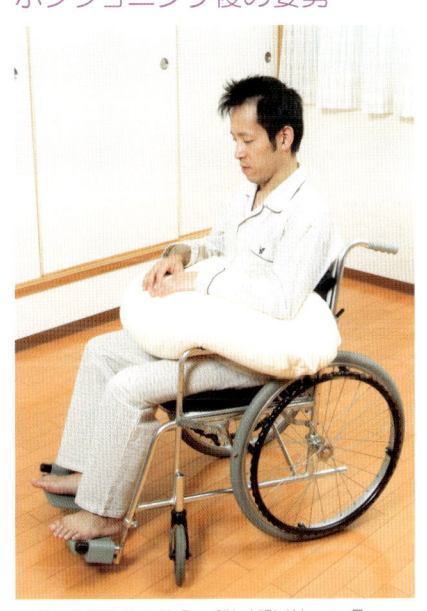

前座りの姿勢や上体のつぶれが改善している

Point 臀部の除圧を効果的に行うために

臀部の除圧を図るには、できるだけ広い面積（臀部だけでなく大腿部前面まで）で体重を支えることが重要なので分散力の高いエアやジェルなどの座面クッションや厚みのある座面クッションを用いるようにする。座面クッションにはさまざまな種類があるので、患者の状態に応じて適切な素材・形状のものを選択する。ポジショニングピローの使用・選択においても同様である。

仰臥位のポジショニング

ポジショニング前の姿勢の評価

　四肢麻痺では全身の筋肉が弛緩しているので、仰臥位での接触面積は比較的広く、体圧分散は良好となる。しかし筋肉が弛緩しているため臀筋に張りがなく、股関節の外旋・外転により骨盤が後傾している。そのため、想像以上に仙骨部にかかる圧は高くなる。疾患の特性から感覚麻痺を伴うため、ほとんどのケースで随意的に筋萎縮が起こりやすい（骨突出の多発）。

このケースの仰臥位姿勢

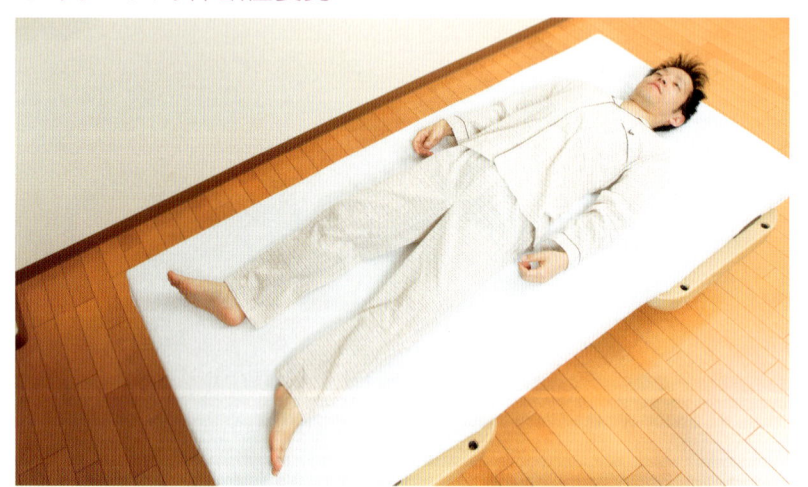

四肢が投げ出されたような感じで臥床している

基本となる仰臥位姿勢（比較）

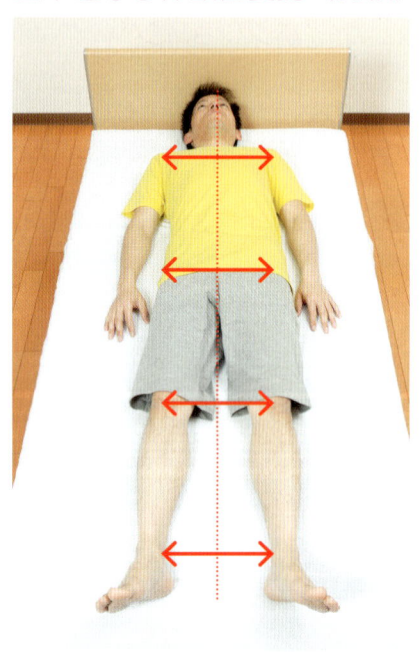

肩・骨盤・膝・足関節が左右対称に位置している

このケースの仰臥位姿勢の体圧データ

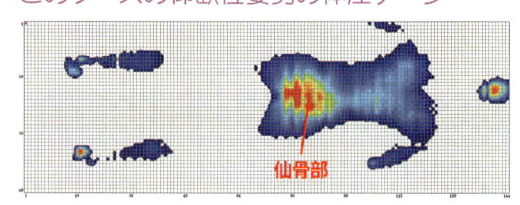

仙骨部に高い体圧がかかっている

ポジショニングの実際

　四肢麻痺の場合、筋肉の弛緩により体圧の分散は比較的よいが、生理的彎曲により出っぱっている部位や体重の比重の大きな部位に体圧の上昇がみられる。そのため「体圧分散寝具」を使用し、身体各部（頭部・肩部・仙骨部・踵部など）の除圧を図ることが必須となる。

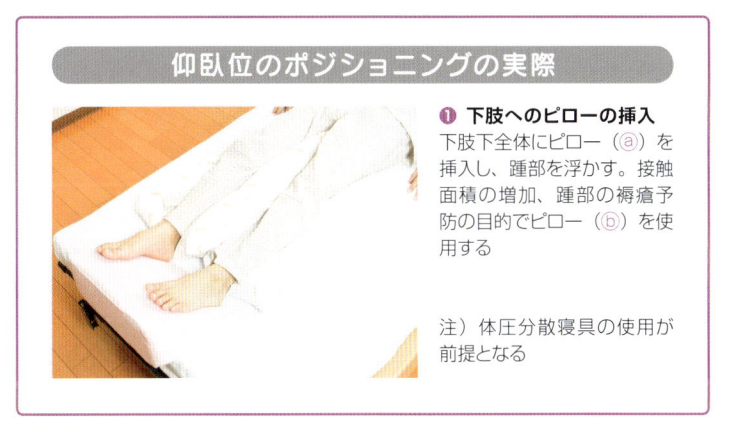

仰臥位のポジショニングの実際

❶ 下肢へのピローの挿入
下肢下全体にピロー（ⓐ）を挿入し、踵部を浮かす。接触面積の増加、踵部の褥瘡予防の目的でピロー（ⓑ）を使用する

注）体圧分散寝具の使用が前提となる

ポジショニング後の姿勢

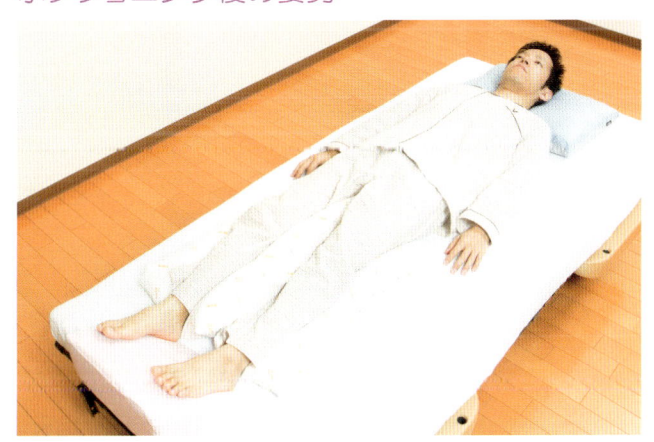

体軸のねじれはみられない。両下肢の挙上もなく自然に支えられている

使用物品

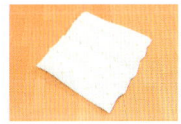

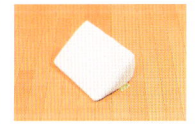

ⓐ p.123（8）　　ⓑ p.124（16）

Point　体圧分散寝具の選択時の留意点

　四肢麻痺のケースでは体圧分散寝具の使用は必須であるが、運動機能が残っていて、自立した動きを促したい対象者の場合には動きやすい体圧分散寝具を選択する必要がある。特にエアマットレスの場合、エア柱の上に体を乗せるため、体位変換のときにかける力がマットレスに吸収されてしまい、体が埋もれるようになり、動きがつくれなくなるものが多いので留意したい。

Chapter 05

5 円背のあるケース

座位のポジショニング

ポジショニング前の姿勢の評価

　円背姿勢は、脊柱の彎曲により骨盤が後傾し、座位時に尾骨部に高い圧がかかる。このことは大腿後面の接触面積を狭くし、臀部全体にかかる圧をも高めることになる。さらに彎曲し飛び出している背部の部分圧迫もある。

このケースの座位姿勢

基本となる座位姿勢（比較）

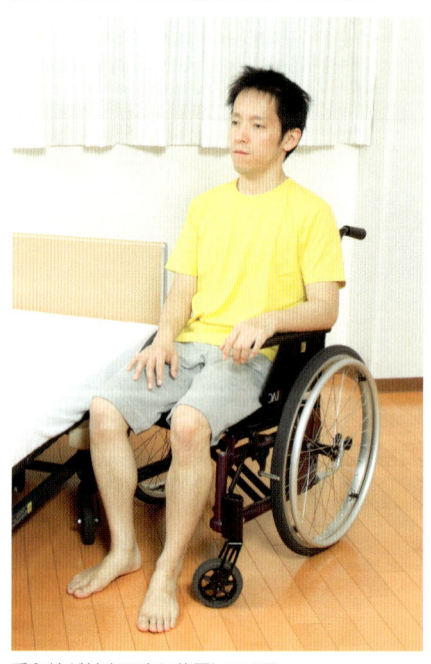

重心線が基底面内に位置している

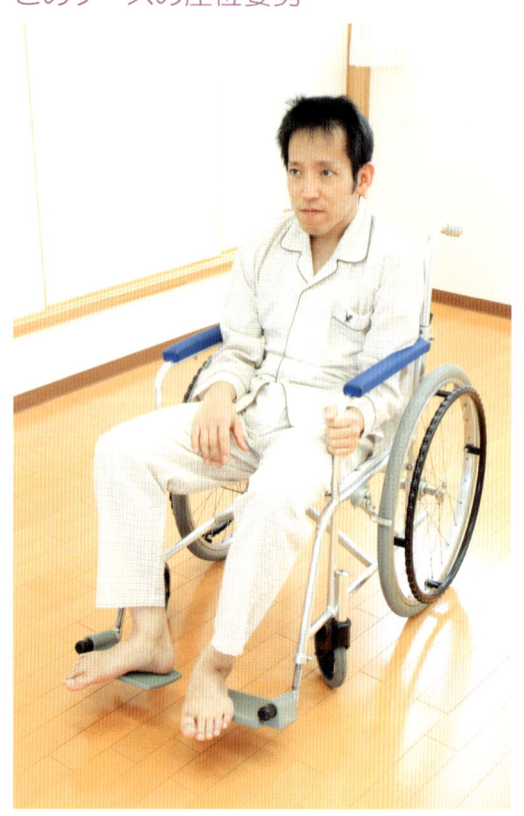

背中の彎曲により大腿後面の接触面積が狭くなっている

このケースの座位姿勢の体圧データ

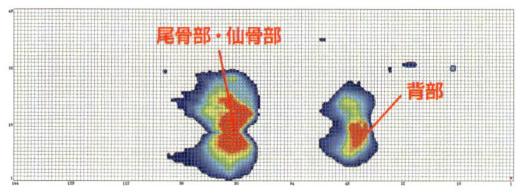

尾骨部・仙骨部
背部

背部と尾骨部・仙骨部を中心に高い体圧がかかっている

ポジショニングの実際

円背姿勢では、彎曲している脊柱を支持することで背部の接触面積も広がる。そのために、まず臀部を後方へ引き、できるだけよい姿勢に近づける。続けて車椅子に調整機能がある場合には、背部面を調整する方法を用いる。それでも調整が不十分な場合や調整機能のない車椅子の場合には、ポジショニングピローにより調整する。

座位のポジショニングの実際

● 車椅子の背ばり調整

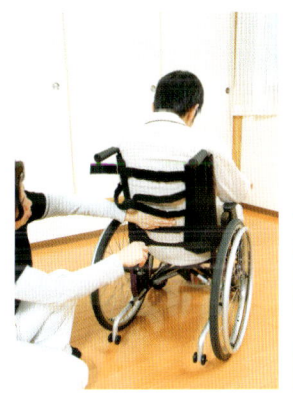

❶ **骨盤前傾の誘導** 骨盤の可動性が残っている場合は骨盤上部を手で押しながらベルトを閉めることで、骨盤前傾を促す

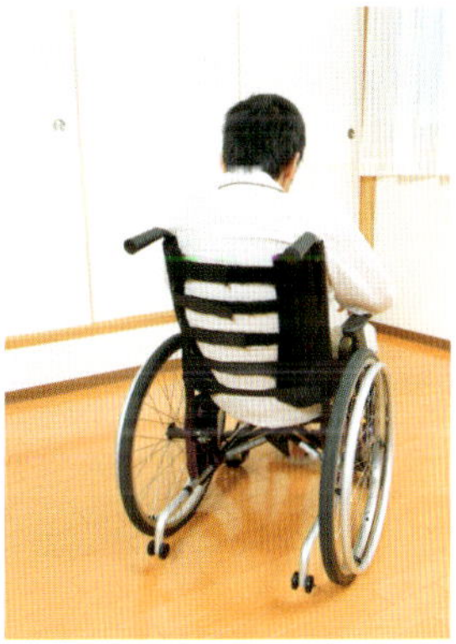

❷ **背部のフィッティング** 臀部や背部上体はカーブに合わせてフィッティングさせる

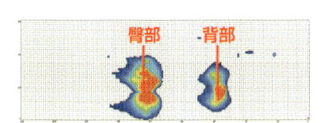

ポジショニング前の体圧データ 背部と尾骨部を中心に高い圧がかかっている

● ピローによる調整

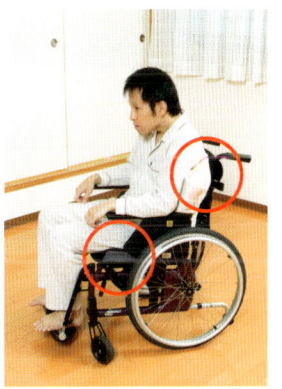

❶ **座面クッション・背部へのピローの使用** 座面クッション（ⓐ）と背部のカーブに合わせてピロー（ⓑ）を使用し、座面と背部の支えのバランスを確認する

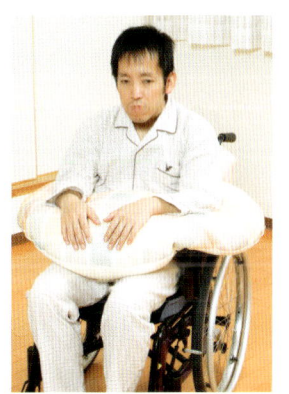

❷ **上肢へのピローの挿入** 上肢の支えのためにピロー（ⓒ, ⓓ）を置く

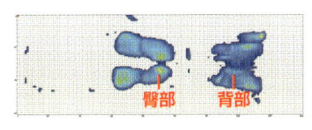

ポジショニング後の体圧データ 背部と臀部の体圧が調整され、接触面積が広がっている

使用物品

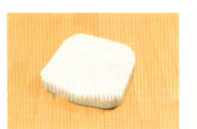

ⓐ P.125（22）
（カバーを取ったもの）

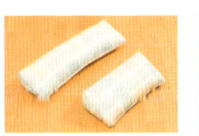

ⓑ P.122（2）

ⓒ P.122（1）

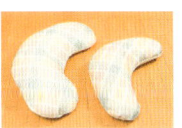

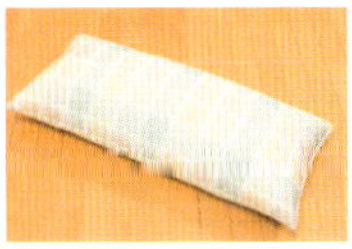

ⓓ P.122（3）

5 円背のあるケース

ポジショニング後の姿勢

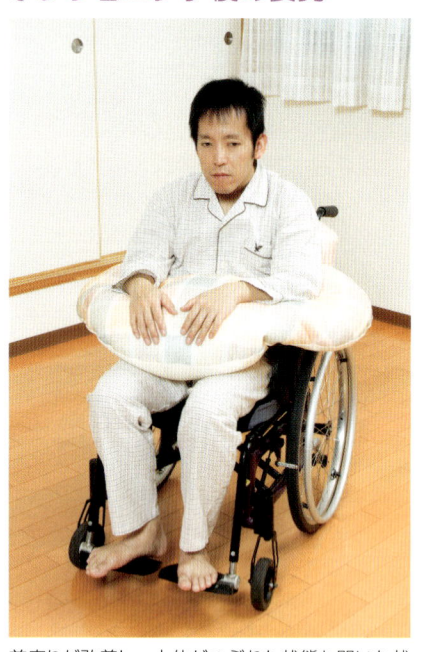

前座りが改善し、上体がつぶれた状態も開いた状態に改善している

> **Point** 円背のケースでの背部調整のポイント

背部の調整を行ってから座面クッションを挿入すると、座面クッションが加わることで背部の突出部の高さが変わってしまい、効果が低くなる。そのため先に座面クッションを挿入してから背部の高さやカーブを確認する。背部カーブの調整では、一番飛び出している部分を中心にカーブに合わせて下・上の順（上・下でも可）に調整していく。

コラム　よくみられる"悪い"ポジショニング

下腿の長さと車椅子の高さが合っていないために尖足となり、大腿部が浮いている。そのため臀部の圧が高くなり、また後方に体重がかかって背部の局所圧も高くなっている。

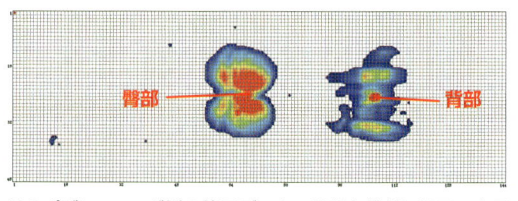

このポジショニング例の体圧データ　臀部と背部に体圧の上昇がみられる

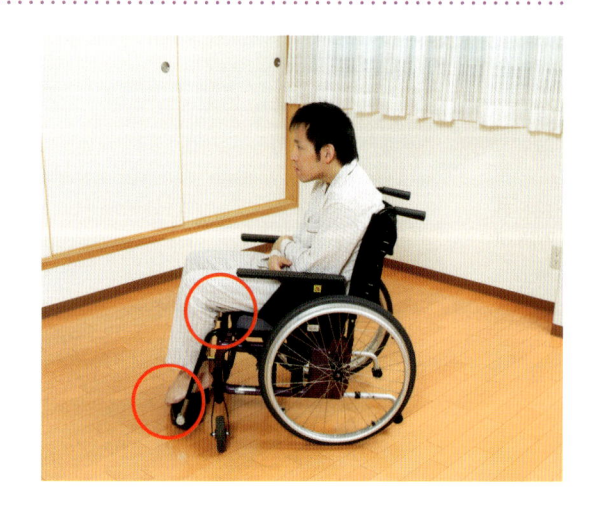

仰臥位のポジショニング

ポジショニング前の姿勢の評価

　このケースでは彎曲した背部が頂点となって仰臥位姿勢を支えており、頭や腰の一部は宙に浮いている。狭い面で上体を支えているので、体が左右に動き、不安定になりやすい。浮いている部分が多く局所圧が上がるため、両踵部の圧も高くなっている。

このケースの仰臥位姿勢

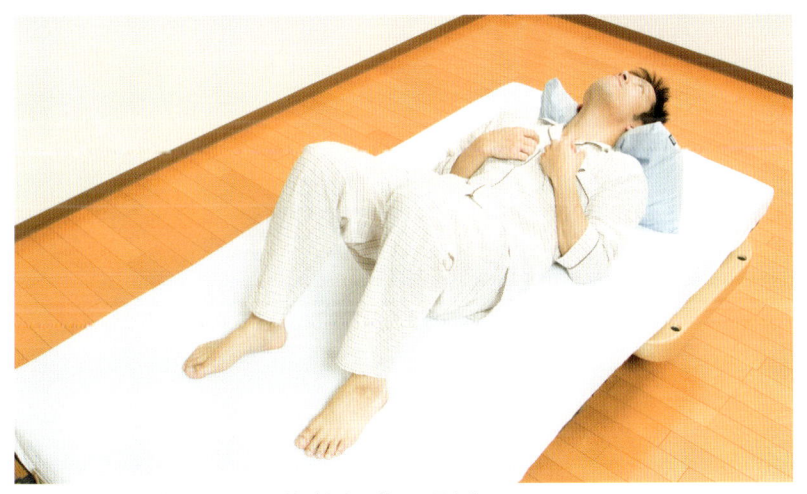

狭い面で上体を支えているので、体が左右に動き、不安定

基本となる仰臥位姿勢（比較）

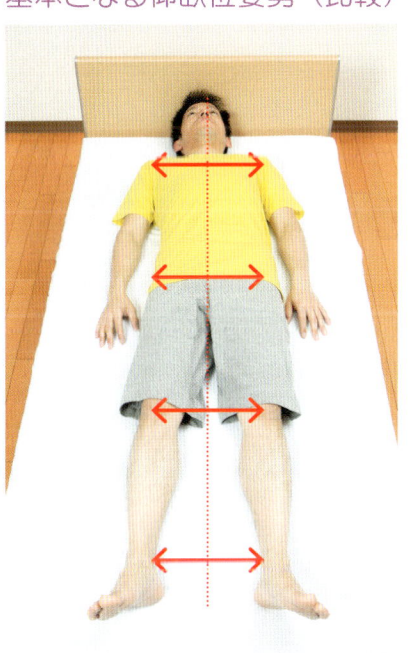

肩・骨盤・膝・足関節が左右対称に位置している

このケースの仰臥位の体圧データ

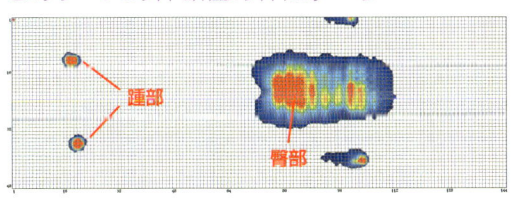

背部の彎曲のため、臀部・肘部・踵部で支えている

5 円背のあるケース

ポジショニングの実際

ポイントは、円背の状況に合わせて背部の接触面積を大きくすること、飛び出している背部を中心として頭と足が浮くため頭下・下肢下への介入を行うことである。飛び出している背中を中心に、周辺部の浮きを埋め合わせていくようにする。

仰臥位のポジショニングの実際

❶ **頭部へのピローの挿入** 頭の下へ大きく厚みあるピロー（ⓐ）を使用し、上体を支える面をつくる

❷ **頭部へのピローの挿入** 高さが足りない場合は下にピロー（ⓑ）を足す

❸ **下肢へのピローの挿入** 下肢の曲がりに沿わせてピロー（ⓒ、ⓓ）を使用し、下体を支える面をつくる

❹ **足底へのピローの使用** 足底にピロー（ⓔ）を使用し、足尖を予防する

❺ **上肢へのピローの挿入** 上肢の安楽のため、上体部の接触面積を広げるためにピロー（ⓑ）を挿入する

使用物品

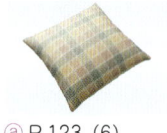

ⓐ P.123（6）
（写真❶ではレギュラータイプを使用）

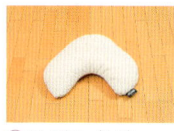

ⓑ P.124（14）

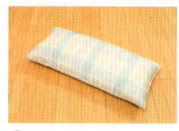

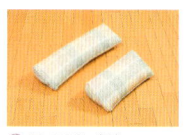

ⓒ P.122（3）

ⓓ P.123（8）

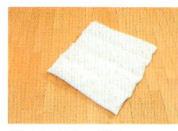

ⓔ P.122（2）

ポジショニング後の姿勢

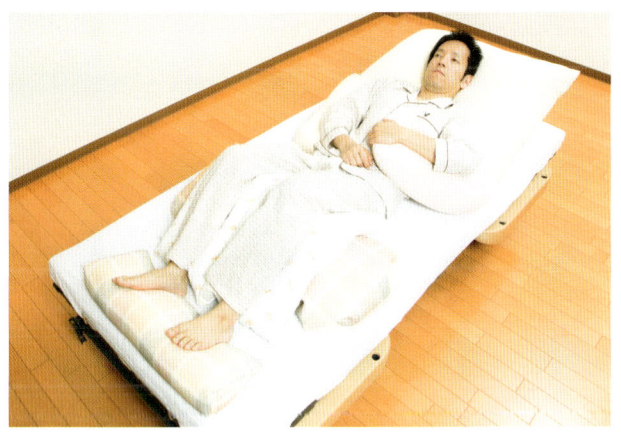

頭部の過伸展が改善している。膝拘縮による臀部への圧増大も緩和されている

Point 面をつくって支える

　円背のケースでの仰臥位では、彎曲した背部の頂点を軸に左右・上下にバランスが悪い。ポジショニングでは、まず頭部の浮きを支え、上体全体を支える面をつくってから、腰部から下肢までの下体を支える面をつくる。面をつくることが重要である。

5 円背のあるケース

側臥位のポジショニング

ポジショニング前の姿勢の評価

　円背があることで肩部・骨盤部が丸く固定している。側臥位になったときには肩関節や腸骨部、大転子部がベッドと接するため、圧迫がかかる。

このケースの側臥位姿勢

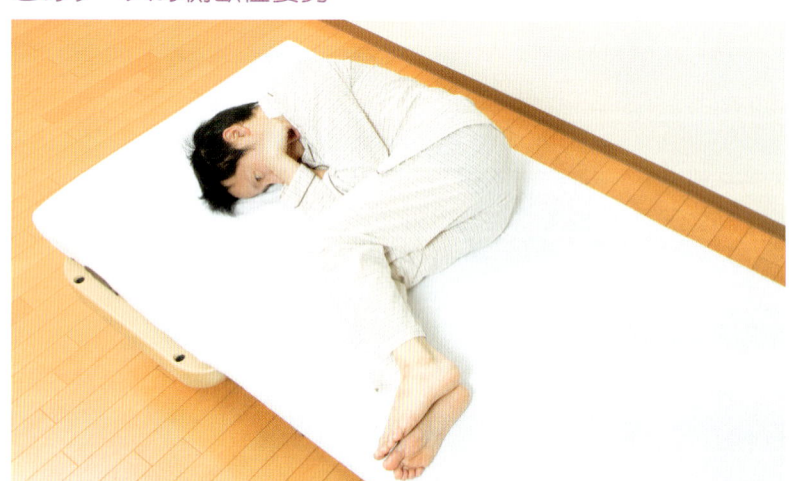

円背のために肩部・骨盤部などの関節可動域が制限される

このケースの側臥位姿勢の体圧データ

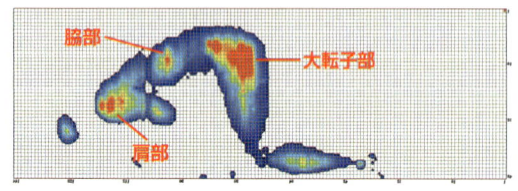

肩部・脇部・大転子部に高い体圧がかかっている

基本となる側臥位姿勢（比較）

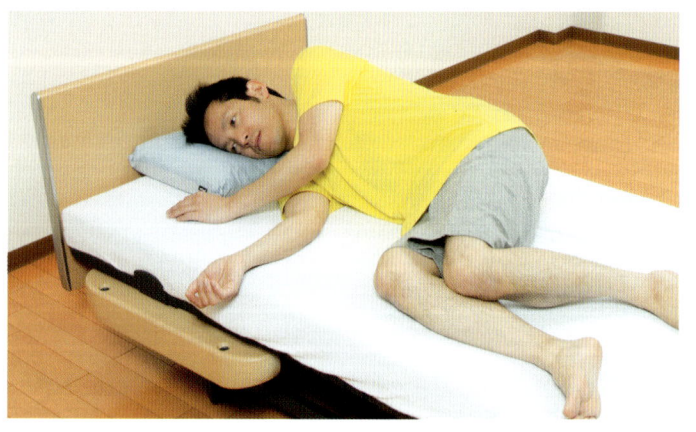

基底面が広く、安定している

ポジショニングの実際

円背のあるケースでの完全側臥位の弊害

円背のあるケースでは完全側臥位をとらせがちである。しかし体は安定を求めるために完全側臥位では屈曲傾向になりやすく、円背や下肢の屈曲拘縮がより悪化することも少なくない。

そのため、背面に体重がかかり胸郭や肩が広がりやすい仰臥位や、ティルト・リクライニング車椅子を利用した座位にして背面に体重をかける機会を増やすとよい。

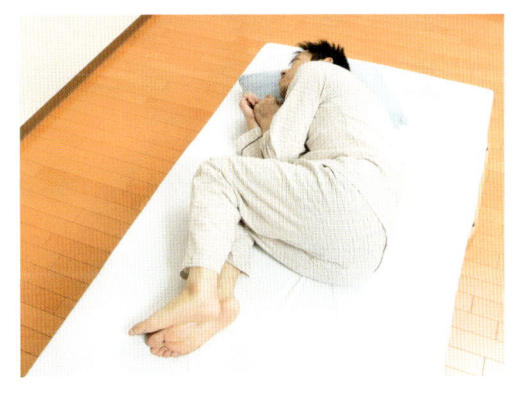

完全側臥位は円背や下肢の屈曲拘縮を悪化させるリスクが大きい

● 仰臥位から30度側臥位へ

完全側臥位による円背の悪化を防ぎ、かつ体位のバリエーションを増やすために、ここでは30度側臥位のポジショニングを紹介する。30度側臥位は接触面積を広くする体位であり、円背などの障害がない場合でも有効な体位である。

仰臥位から30度側臥位へのポジショニングの実際

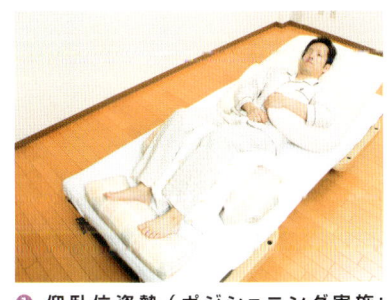

❶ 仰臥位姿勢（ポジショニング実施：p.110〜111参照） 上体と下体の屈曲に沿い、接触面積を広げるようにピローが挿入されている

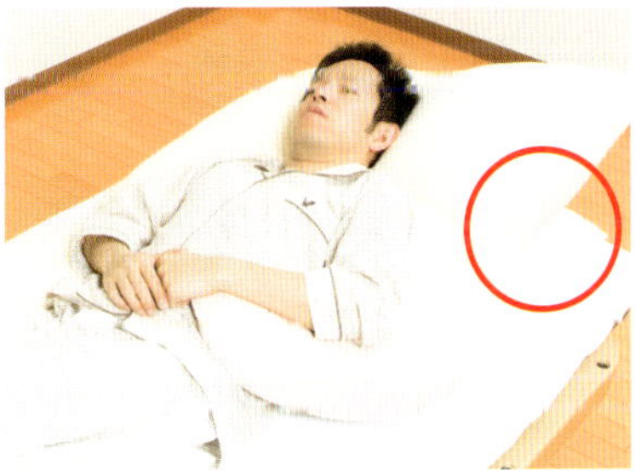

❷ 頭部へピローを挿入 30度の傾斜をつけるように、頭部左側ピロー（ⓐ）を挿入する

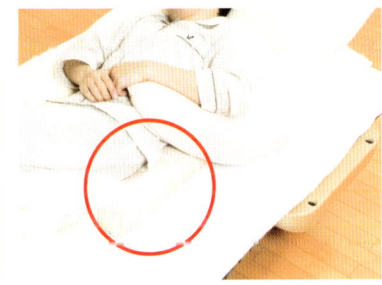

❸ 骨盤へピローを挿入 左側骨盤ピロー（ⓑ）を挿入する

使用物品

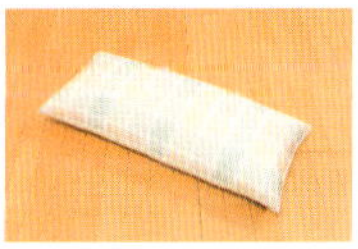

ⓐ P.122 (3)
（写真❷ではレギュラータイプを使用）

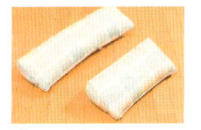

ⓑ P.122 (2)

5 円背のあるケース

ポジショニング後の姿勢

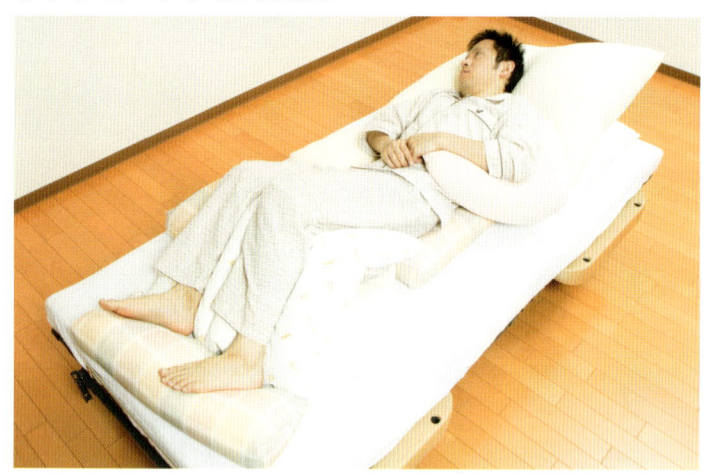

接触面積が広く、丸く固定されていた姿勢が修正され、体圧分散良好。頭部の過伸展も改善している

Point 体圧分散寝具の使用が必須

　円背のあるケースに側臥位を選択する場合、厚みのある体圧分散寝具を使用して、肩部・腸骨部の体圧を軽減させる。体圧分散寝具の使用は必須であり、素材や形状の検討が重要である。

> コラム　在宅での福祉用具の使用をどう考える!?

レンタルできる福祉用具は地域により異なる

　介護保険下においては、在宅で使用する福祉用具は原則的に貸与（レンタル）であり（再利用に適していない排泄用品や入浴用品は例外として購入）、利用者の1割負担である。

　褥瘡予防のための福祉用具について本書で紹介したものを介護保険の貸与種目と照らし合わせてみると、介護ベッドは「特殊寝台」、マットレスは「特殊寝台付属品あるいは床ずれ予防用具（エアマットレス・ウレタンマットレス）」、車椅子は「車椅子」、車椅子クッションは「車椅子付属品」となっている。ポジショニングピローやトランスファーシートは「体位変換器」に入ることもあるが、必ずしも取り扱いがあるとは限らない。なぜなら介護保険制度では、貸与種目は定められている12種目に限られるが、保険者である市町村によりそのなかで扱う商品の範疇はさまざまなためである。また具体的に何を取り扱うかはサービスを提供するそれぞれの福祉用具貸与事業所が決定するため、地域によって取り扱われる福祉用具には差が出てくる。したがって何を用いることができるか利用者の地域の情報を確認する必要がある。

必要性を吟味し、適正な介護用品の使用を

　福祉用具は決して安いものではないため、車椅子やマットレスなど種類が多くあるものはより安価な商品を、ポジショニングピローやトランスファーシートなどは代用品でと考える人も少なくない。

　実際、ポジショニングピローの代わりに市販されているクッションやタオル・座布団・寝具などを代用できないこともない。たとえば拘縮がひどくポジショニングピローを重ねて用いるような場合、体がマットレスに接する部分でなければ代用品でもそれほど影響はないと思われる。また、一般の市販品でも体に沿いやすくある程度の体圧分散効果が得られるものもある。しかし代用品を利用する場合には、ポジショニングの原則を理解したうえでの工夫が必要である。これにはコツを必要とすることも多いため、安価であっても家族介護での使用に無理がないかを検討する必要が生じる。

　トランスファーシートをゴミ袋で代用する場合も同様のことがいえる。ケアを楽にすることが目的であれば、滑りやすく工夫された介護用品を用いるほうが、介助者は軽い力で介助でき、利用者にとっても安楽であることで、安価なことよりも大きなメリットが得られる場合もあるだろう。

　したがって福祉用具を検討する場合、使用の目的・目標、介護者の介護力を考慮して判断することが重要である。価格についても介護用品を一般商品と比較して高い・安いと判断するのではなく、ほかの利用サービスも含めた全体的なコストを踏まえて考えたいものである。

Chapter 05

6 伸展拘縮のあるケース

仰臥位のポジショニング

ポジショニング前の姿勢の評価

　伸展拘縮のあるケースでは背部側に反り返った体位をとる。肩や腰、股関節や膝関節など動かすことが必要な関節が動かせないため、ポジショニングを行うにも工夫が必要である。

このケースの仰臥位姿勢

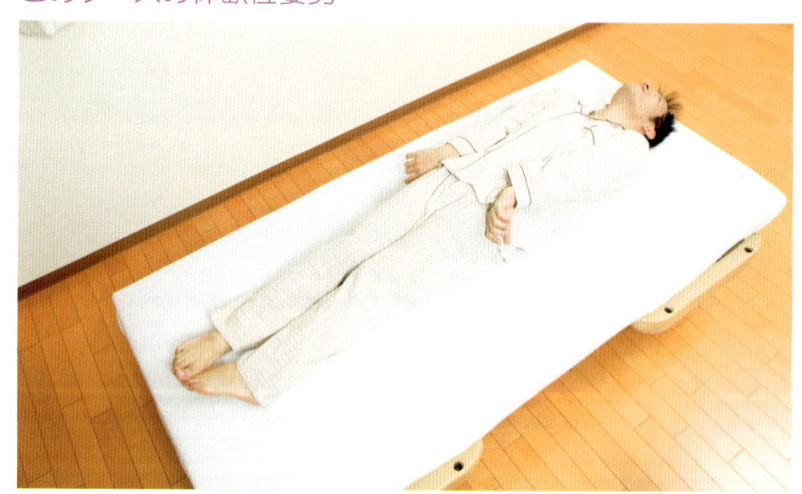

身体の各関節がまっすぐに伸展している

基本となる仰臥位姿勢（比較）

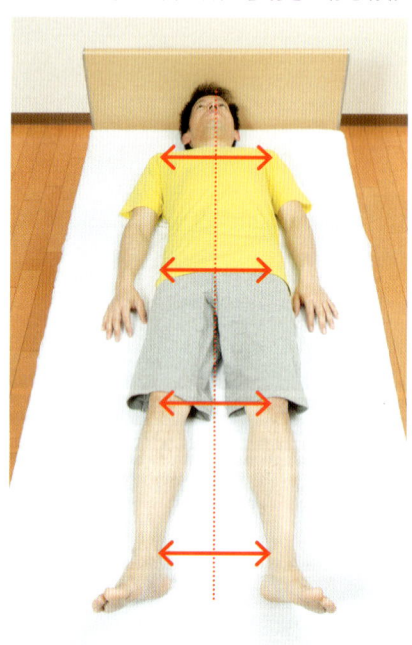

肩・骨盤・膝・足関節が左右対称に位置している

このケースの仰臥位姿勢の体圧データ

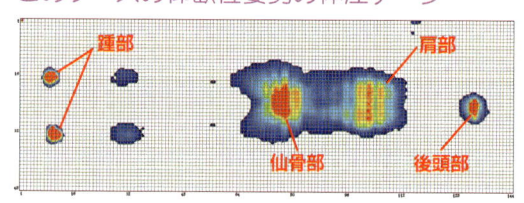

後頭部・肩部・仙骨部・踵部など身体の突出部の体圧が高い

ポジショニングの実際

上体から下体の順に介入する。過伸展様の緊張が和らぐようにポジショニングピローを挿入していく。

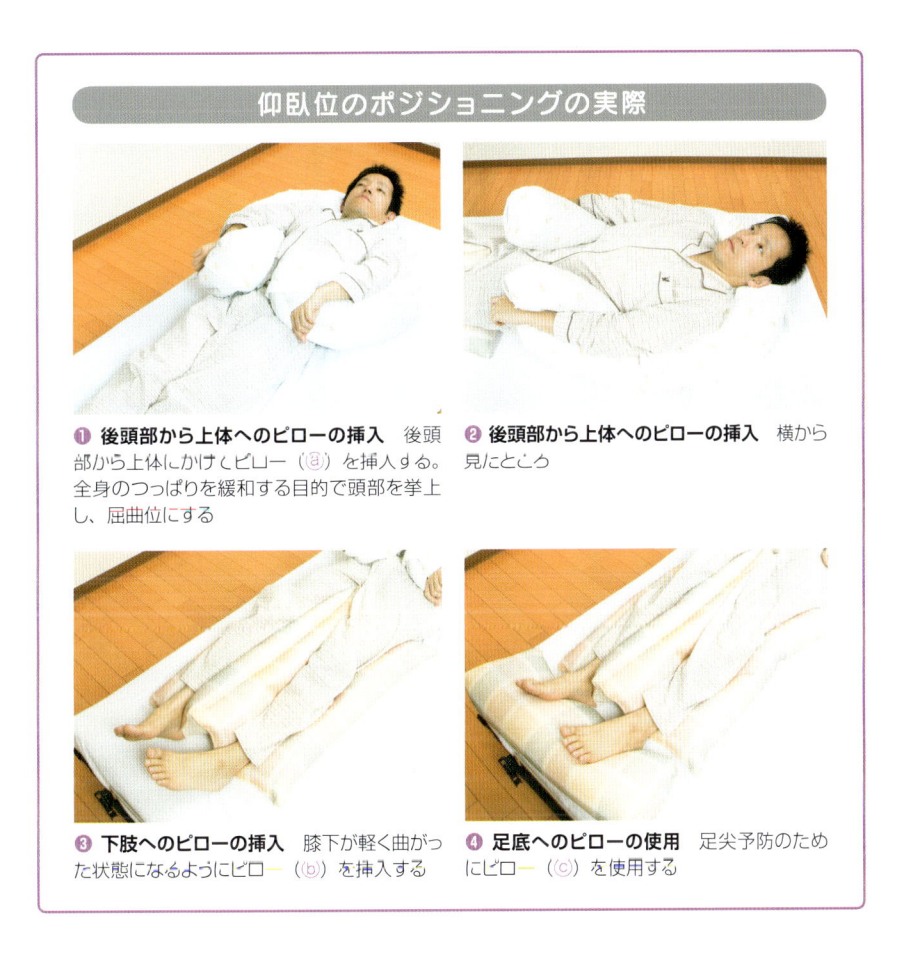

仰臥位のポジショニングの実際

❶ **後頭部から上体へのピローの挿入** 後頭部から上体にかけてピロー（ⓐ）を挿入する。全身のつっぱりを緩和する目的で頭部を挙上し、屈曲位にする

❷ **後頭部から上体へのピローの挿入** 横から見たところ

❸ **下肢へのピローの挿入** 膝下が軽く曲がった状態になるようにピロー（ⓑ）を挿入する

❹ **足底へのピローの使用** 足尖予防のためにピロー（ⓒ）を使用する

使用物品

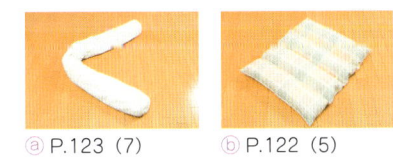

ⓐ P.123（7）　ⓑ P.122（5）　ⓒ P.122（2）

6 伸展拘縮のあるケース

ポジショニング後の姿勢

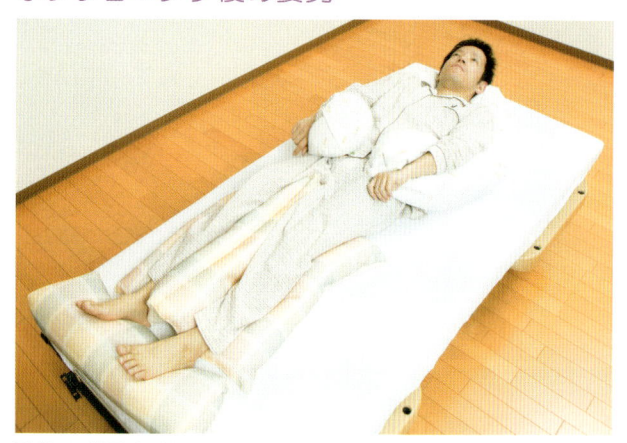

頭部の過伸展が改善している。四肢の緊張も緩和されている

Point 体圧分散寝具の使用が必須

　このような伸展拘縮のあるケースでは骨盤部にポジショニングピローを使用しないので、除圧・分散のために体圧分散寝具を用いる必要がある。痩せなどの状態に応じて体圧分散寝具の厚み・素材を検討する。

コラム　よくみられる"悪い"ポジショニング

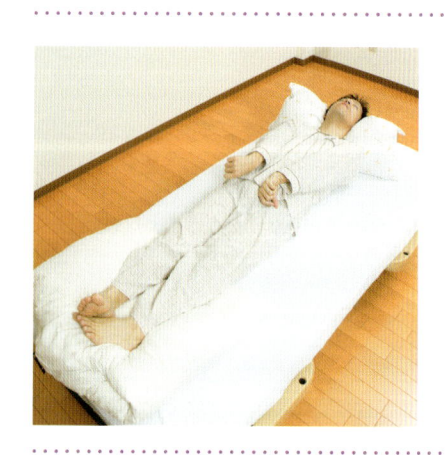

　足部のみにポジショニングピローを挿入すると仙骨部の圧が高くなるだけでなく全身のつっぱり（反り返り）が強くなる。

　頭部も不用意にポジショニングピローを挿入すると同様に全身のつっぱり（反り返り）は増強する。

● 仰臥位から30度側臥位へ

伸展拘縮のケースでは、完全側臥位にすると肩が弓なりに反り返っていく。また側臥位の傾斜角が大きくなると下側の肩の部分圧が高くなり、肩が押されることで反り返り力を高めてしまうなどの弊害を生じることが多い。そのため軽度の傾きの30度側臥位を選択することが望ましい。

仰臥位から30度側臥位へのポジショニングの実際

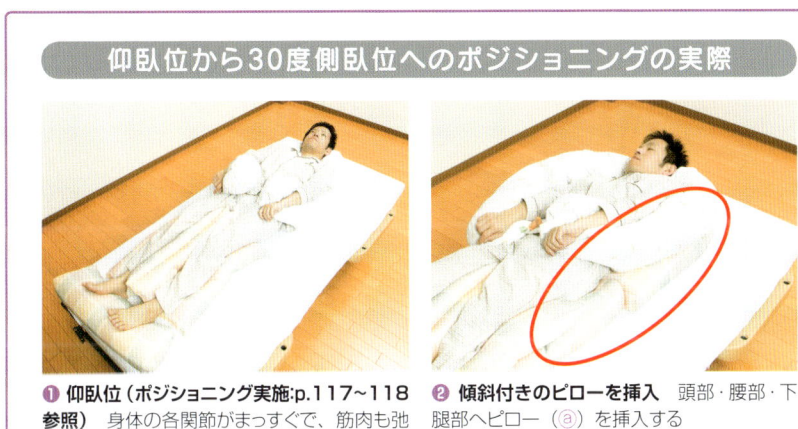

❶ 仰臥位（ポジショニング実施:p.117〜118参照）　身体の各関節がまっすぐで、筋肉も弛緩している

❷ 傾斜付きのピローを挿入　頭部・腰部・下腿部へピロー（ⓐ）を挿入する

使用物品

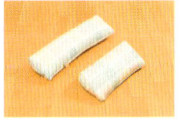

ⓐ P.122（2）

ポジショニング後の姿勢

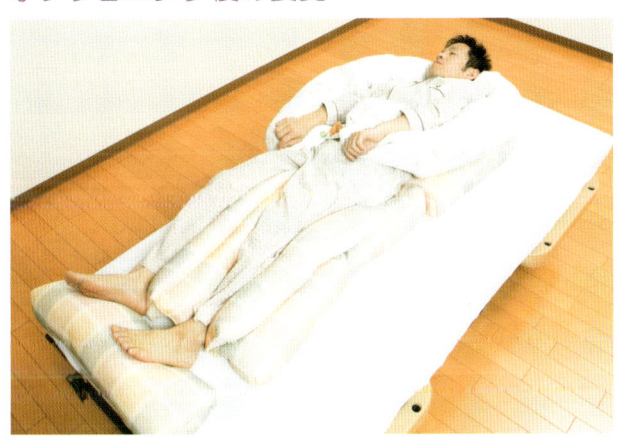

背部全体が接触し、頭部過伸展の改善、全身のゆるみがみられる

Point　傾斜付きのポジショニングピローの挿入法

傾斜付きのポジショニングピローを使用して30度側臥位とするときに、臀筋を支えるように骨盤に挿入する。このときに接触面積は広がるようにするが、深く挿入しすぎないことが重要である。

Chapter 06
付　録

在宅で用いられる代表的なポジショニングピロー・座面クッションおよび介助物品など
―本書で取り上げているものを中心に―

ポジショニングピロー

(製品情報などは初版第1刷発行時のものです)

商品名	サイズ・材質・特徴・用途	問い合わせ先
アルファプラ・ウェルピー［メッシュ］ (1)ブーメランタイプ ［大］［小］	**サイズ**：［大］長さ90cm×幅50cm、［小］長さ74cm×幅44cm **材質**：カバー；［表地］ポリエステル76％＋ナイロン（フュージョン®）24％　［裏地］ポリエステル（コントロール®）100％、中材；極小ビーズ、わた **特徴**：中材は極小ビーズとわたが独自の配合で充填されており、極小ビーズが体にフィットし、わたが形を保つ。中材が端によって底付きするようなことがなく、適度に動くので身体のラインにぴったりフィットする。カバーは表側が3D構造により通気性に優れている。裏側は柔らかさと滑り止め効果をもつ生地を使用 **用途**：仰臥位時に頭と首、肩までしき込むことにより体重をしっかり支え、筋緊張を和らげる。また、腕に拘縮がある方の腕の保持や車椅子使用時の座位保持などに向いている	問い合わせ先 株式会社　タイカ　ウエルネス用品部 〒125-0054 東京都葛飾区高砂5-39-4 （東京営業所） TEL：03-5648-6630 FAX：03-5648-6640 URL：http://www.taica.co.jp/pla
(2)スティックタイプ ［大］［小］	**サイズ**：［大］長さ60cm×幅20cm、［小］長さ40cm×幅20cm **材質**：同上 **特徴**：同上 **用途**：萎縮した臀筋部分に使用することで仙骨部の骨突出を保護することができる。形状がくさび形のため側臥位時の体位保持、車椅子使用時の座位保持にも向いている	
(3)ピロータイプ	**サイズ**：長さ90cm×幅40cm **材質**：同上 **特徴**：同上 **用途**：側臥位時の体圧分散、体位保持用として、上肢から下肢にかけて敷き込むことができるため、体軸のねじれを防げる。下肢拘縮の際、膝の裏側の高さ調整にも向いている	
(4)ミニタイプ	**サイズ**：長さ50cm×幅30cm **材質**：中材はポリエステルわたのみ **特徴**：同上 **用途**：ポジショニング時の細かい高さ調整に向いている	
(5)ウェーブタイプ	**サイズ**：長さ75cm×幅65cm **材質**：同上 **特徴**：同上 **用途**：ステッチに沿って足を乗せることで、接触面積を増やし十分な体圧分散ができ、筋緊張を和らげる	

付録　Chapter 06

	商品名	サイズ・材質・特徴・用途	問い合わせ先
アルファプラ・ウェルピー[メッシュ]	(6)ジャンボタイプ	サイズ：長さ83cm×幅83cm 材質：同上 特徴：同上 用途：肩甲帯から頭部にかけて敷き込み、大きく包み込むことにより上体の拘縮や円背の方の仰臥位をサポートする	ほかにアルファプラ・ウェルピー[レギュラー]もある。[レギュラー]はカバーにフュージョン®を使用していないところが[メッシュ]と異なる。
ロンボ ポジショニングピロー＆クッション	(7)スネーククッション	サイズ：長さ220cm×Φ20cm 材質：カバー；[表地]綿50%・ポリエステル50%、中身；ロンボメッド（ポリウレタンスニペット〔ハニカム構造の特殊ウレタンを菱形にカットしたもの〕50%・ポリプロピレンビーズ50%） 特徴：身体の安定性を保つ。洗濯可能で、いつも清潔に使用でき、耐久性にも優れる 用途：30度側臥位などを1本で全身的・部分的にサポートできる	輸入元 ラックヘルスケア 株式会社 〒542-0081 大阪府大阪市中央区南船場2-10-2 TEL：06-6244-0636 FAX：06-6244-0836 URL：http://www.lac-hc.co.jp
	(8)RM1	サイズ：長さ75cm×幅65cm 材質：同上 特徴：同上 用途：平らなままで、丸めて、折り曲げて、と自在に使える	問い合わせ先・総発売元 株式会社 ケープ 〒238-0013 神奈川県横須賀市平成町2-7 TEL：046-821-5511（代） FAX：046-821-5522 URL：http://www.cape.co.jp/
	(9)RM2	サイズ：クッション本体；長さ80cm×幅40cm、フラップ部；長さ80cm×幅20cm 材質：同上 特徴：同上 用途：フラップ付きで安定感がよく、30度側臥位をサポートする	
	(10)RF5	サイズ：長さ80cm×幅80cm 材質：カバー；[表地]綿50%・ポリエステル50%、中身；ロンボフィル（ポリウレタンスニペット） 特徴：空気の流れがスムーズでムレを予防。洗濯可能で、いつも清潔に使用でき、耐久性にも優れる 用途：大型で、サポートの難しい円背と拘縮にも対応する	他のタイプの製品については問い合わせのこと
ビーズパッド	(11)Iタイプ	サイズ：長さ195cm×幅8cm 材質：カバー；[表面]ポリウレタン、[裏面]ポリウレタンフィルムラミ加工、中身；発泡ポリスチレン（マイクロビーズ） 特徴：通気性に優れ、汗を吸収しても動きが滑らか。カバーは伸縮素材で、骨突出部位を柔らかく包み込む。洗濯が可能 用途：下肢の拘縮予防などのために体側に沿って使用	問い合わせ先・製造・販売元 株式会社 ケープ 〒238-0013 神奈川県横須賀市平成町2-7 TEL：046-821-5511（代） FAX：046-821-5522 URL：http://www.cape.co.jp/
	(12)Oタイプ	サイズ：長さ30cm×幅12cm 材質：同上 特徴：同上 用途：微妙な高さ調整や腹臥位のサポート、隙間を埋めるときに使用	

座面クッション・背部クッション

	商品名	サイズ・材質・特徴・用途	問い合わせ先
ビーズパッド	(13)Cタイプ	サイズ：長さ44cm×幅60cm 材質：同上 特徴：同上 用途：円背のある場合や座位姿勢の保持など、身体の中心をサポートするときに使用	開発・製造元 株式会社 モルテン 健康用品事業本部 〒739-1794 広島市安佐北区口田南2-18-12 問い合わせ先 株式会社 モルテン 健康用品事業本部 営業本部 〒130-0003 東京都墨田区横川5-5-7 TEL：03-3625-8510 FAX：03-3625-8538 URL： http://www.molten.co.jp/health 他のタイプの製品については問い合わせのこと
ビーズパッド	(14)Vタイプ	サイズ：長さ45cm×幅45cm 材質：同上 特徴：同上 用途：片麻痺のある場合や上肢の拘縮予防などの際に関節部の曲がりに沿って使用	
ポスフィット	(15)Eタイプ［ノーマルタイプ］	サイズ：長さ40cm×幅26cm×厚さ10cm 材質：カバー；通気性速乾性に優れたポリエステル、中身；ウレタン 特徴：クッション自体の型くずれや底づきがないため、はずれにくく身体を柔らかく保持できる。カバーは肌触りがよく、通気性速乾性に優れ、洗濯が可能 用途：用途に応じた使い方ができるマルチタイプ	
ポスフィット	(16)ASタイプ［ノーマルタイプ］	サイズ：長さ35cm×幅25cm×高さ15cm 材質：同上 特徴：同上 用途：上半身を確実に30度に保持できる	

座面クッション・背部クッション

	商品名	サイズ・材質・特徴・用途	問い合わせ先
ロホクッション	(17)ロホ・クァドトロセレクト ロータイプ	サイズ：セルの高さ5cm、幅×奥行38cm×38cm（横セル数8×奥行セル数8）、38cm×43cm（横セル数8×奥行セル数9） 重量：約0.95kg 材質：耐失禁ネオプレンラバー（100％）、難燃性ラテックス不使用、伸縮性ナイロンカバー付き 特徴：空気室構造（エアータイプ）の車椅子クッション。一つ一つのセル（空気の袋）が空気経路を通じてつながっている構造で、着座時に臀部、大腿部の形状に適合しやすく、接触面が増えることで圧力分散する特徴がある。またセル一つひとつが動くことで、皮膚に追従しやすく、せん断、引張応力を軽減する。セレクトシリーズはアイソフローバルブ機能（前後左右4つのブロックに空気の流動を分割する）があり、着座後に前後左右の空気量を変えることで支持基底面からのアプローチが行える。 用途：褥瘡のリスクの低い方、褥瘡を予防したい方。座位バランスが不安定な方。車椅子で足こぎをされる方に適している	問い合わせ先・発売元 アビリティーズ・ケアネット 株式会社 東京都渋谷区代々木 4-31-6 西新宿松屋ビル4F TEL：03-5388-7200 FAX：03-5388-7502

	商品名	サイズ・材質・特徴・用途	問い合わせ先
ロホクッション	(18)ロホ・クァドトロセレクト ミドルタイプ	サイズ：セルの高さ7.5cm、幅×奥行はロータイプと同じ 重量：約1.2kg 材質：同上 特徴：同上 用途：ハイタイプを使用時にセルの揺れが気になる方。ロータイプを使用時に痩せてきて床ずれリスクが高くなってきた方に適している	
	(19)ロホ・クァドトロセレクト ハイタイプ	サイズ：セルの高さ10cm、幅×奥行はロータイプと同じ 重量：約1.3kg 材質：同上 特徴：同上 用途：骨が突出している方、褥瘡予防したい方に適している	他のタイプの製品については問い合わせのこと
アカデミークッション	(20)アカデミークッション	サイズ：長さ40cm×幅40cm×高さ6cm 材質：本体外側；強化ナイロン＋ウレタンコーティング、内部セル；強化ナイロン、カバー；アクリル 特徴：低摩擦素材の内部セル「スマートセル™」は、身体の形状に合わせて柔軟になじみ、減圧効果をより高める。分割された「5つのエリア」ごとに調整ができ、様々な身体状況に合わせることで、安定した座位を保持する 用途：褥瘡予防はもちろん、前滑りする方、片麻痺の方、骨盤の傾斜がある方など座位が安定しない方に適している	輸入元 ラックヘルスケア 株式会社 〒542-0081 大阪府大阪市中央区南船場2-10-2 TEL：06-6244-0636 FAX：06-6244-0036 URL：http://www.lac-hc.co.jp 問い合わせ先・発売元 上記に同じ
リバティークッション	(21)リバティークッション	サイズ：長さ40cm×幅40cm×高さ4cm 材質：本体外側；強化ナイロン＋ウレタンコーティング、内部セル；強化ナイロン＋シリコンオイル カバー；アクリル 特徴：重さ500gの最軽量エアークッション。シリコンオイルとスマートセル™のコンビネーションが今までにない座り心地を実現。身体の動きに合わせてセルが動くことで摩擦を軽減する 用途：簡単な調整で体に沿った理想的な形状が作れる。厚みも薄く車椅子を選ばない	
アウルクッション	(22)アウル40レザー	サイズ：長さ40cm×幅40cm×厚さ4cm。幅は40cm・38cm・36cmの3種類がある 材質：本体；［表材］ウレタン合成皮革、［中材］エクスジェル（合成ゴム）・ウレタンフォーム、［裏材］滑り止め加工付きナイロン、カバー；［表材］ポリエステル100％・ウレタンフォーム、［裏材］滑り止め加工付きナイロン 特徴：尾骨部・仙骨部のあたりを逃がす構造（アウル・スリット）。坐骨部を効果的に減圧（アウル・アイ）。大腿部には細かい起伏（アウル・フェザー）を設け、蒸れにも配慮 用途：車椅子をはじめ、椅子や座椅子・自動車シートに敷いて使用できる。失禁にも対応	製造・販売元 株式会社 加地 〒699-1511 島根県仁多郡奥出雲町三成1295-3 TEL：0854-54-2288 問い合わせ先 横浜営業所 横浜市神奈川区神大寺4-16-10 TEL 045-491-6433 京都営業所 京都府相楽郡精華町光台3-2-7 TEL：0774-98-2633 FAX：0854-54-2283 （受注受付専用） URL：http://www.kaji-web.co.jp/

動きの介助時に使用する物品

	商品名	サイズ・材質・特徴・用途	問い合わせ先
アウルクッション	(23)アウル40プラスレザー	サイズ：長さ40cm×幅40cm×厚さ；前5.5cm・中4cm・後5.5cm。幅は40cm・38cm・36cmの3種類がある 材質：同上 特徴：アウル40レザーの機能に加え、前ずれ予防のため傾斜形状を採用（フロント・アップ構造）。より効果的な体圧分散と着座姿勢の安定を実現している（テールアップ構造） 用途：車椅子利用者の前ずれを予防し、隙間になりやすい臀部後部もサポートすることで座位の安定を図る。失禁にも対応	
アウルクッション	(24)アウル40プラスレザー底面テーパー	サイズ：長さ40cm×幅40cm×厚さ；前7.5cm・中6cm・後7.5cm。幅は40cm・38cm・36cmの3種類がある 材質：同上 特徴：アウル40プラスレザーの機能に加え、スリングシートにしっかりフィットする船底形状をとる（底面テーパー形状） 用途：スリング車椅子上での座位安定に適する。失禁にも対応	
アウルサポート	(25)バッククッション	サイズ：幅48cm×厚さ12cm×高さ36.5cm 材質：アウルウィング；エクスジェル（合成ゴム）、ウレタンフォーム、ウレタン合成皮革、腰／背パッド；ウレタン合成皮革、ウレタンフォーム、背板；ナイロン100％、発泡ポリエチレン、カバー；ポリエステル100％・ウレタンフォーム 特徴：体にフィットする背パッドと、骨盤の支持ポイントを支える腰パッド、前ずれを防止するシート形状で姿勢を心地よく自然に安定させる。 用途：車椅子用クッションとしてアウルシートクッションと併用	他のタイプの製品については問い合わせのこと

動きの介助時に使用する物品

	商品名	サイズ・材質・特徴・用途	問い合わせ先
移座えもんシート	(26)Mサイズ	サイズ：75cm×75cm 材質：ナイロンタフタ 特徴：外側も内側も滑りやすい素材。両端縫製仕上げ 用途：ベッドでの体位変換、移動時に使用	株式会社 モリトー 〒491-0074 愛知県一宮市東島町3-36 TEL：0586-71-6151 FAX：0586-72-4555 フリーダイヤル 0120-65-2525
移座えもんシート	(27)Lサイズ	サイズ：145cm×90cm 材質：同上 特徴：同上 用途：同上	特注サイズオーダーについては問い合わせのこと
マルチグローブ	(28)マルチグローブ	サイズ：筒型 長さ51.5cm×幅20.0cm 材質：ナイロン100％ 特徴：外側は滑りやすく内側は滑りにくい 用途：ベッドでの体位変換時に使用。ポジショニング時の圧抜きに使用する	パラマウントベッド 株式会社 お客様相談室 フリーダイヤル 0120-03-3648

索引

【あ】

圧	3,10,13
圧抜き	81,100
圧分散マットレス	13
移乗	49,50,51,52,53
ウレタンマットレス	115
wound healing	15
エア	103
エアマットレス	105,115
栄養状態	26
壊死組織	8,9,13
壊死組織融解排出型ポケット	9
嚥下機能	73
炎症期	8,14
円背	53,54,55,106,107,108,110,112,113
OHスケール	4,23,30
起き上がり	66,67,96
オムツ	14,77
温浴	11

【か】

ガーゼ	14
介護保険	115
回旋	42,44,51,57,67
外旋	98
外力介在型ポケット	10
かかりつけ医	2
過伸展	110,114,117,118,119
片麻痺	94
活動性	27
可動性	27,101
看護計画	23,25,26,30
幹細胞	15
関節可動域	58
関節拘縮	4,5,17,24,26,41,62,101
完全側臥位	65,79,92,113,119
危険要因	4,7,21,23,25,26
ギャッチアップ	87
90度姿勢	95
仰臥位	55,88,104,109,116
筋緊張	44
屈曲拘縮	82,93
車椅子	3,115
車椅子付属品	115
ケアプラン	20
ケアマネジャー	2
警戒要因	25,26
骨突出	10,82,104
骨盤後傾	46,70,78

【さ】

座位	46,70,77,82,93,94,102,106
在宅版K式スケール	33
座面クッション	71,93,103,107,108
30度側臥位	92,113,119
ジェル	103
支持基底面	38,46
四肢麻痺	102,104
自動体位変換マットレス	7,15
重心	38,46
重心線	38,40,46,48,68
重力	94

初期型ポケット	9
褥瘡管理加算	27
褥瘡危険因子評価表	30
褥瘡対策チーム	2
褥瘡対策未実施減算	30
褥瘡発症率	4,6,23,25
植皮	15
自力体位変換能力	5,24
滲出液	13,14
身体計測	26
伸展拘縮	116,118
ずっこけ座り	70
ずれ	13,74,79
ずれ力	3,10,59,68
静止型マット	7
洗浄	11
前段階要因	33,35
側臥位	65,74,77,78,93,96,112

【た】

体圧分散寝具	105,114,118
体位変換	2,4,7,10,15,40,64,99
体軸の流れ	55
体重移動	42,44,47,48,51,52,55,67
立ち上がり	47
遅延型ポケット	9,10
中間位	73,95
治癒期間	4,6,23,25
ティルト・リクライニング	85,113
DESIGN	30
デブリードメント	2,8,13
トイレ用吊り具	93
特殊寝台	115
特殊寝台付属品あるいは床ずれ予防用具	115
トランスファーシート	60,61,115
ドレッシング材	11,12

【な,は】

日常生活自立度	30
尿取りパッド	14
寝返り	55,57,96
背部クッション	71,103
廃用症候群	41
引き金要因	33,35
膝ロック	54
非定型的ポケット	10
皮膚皮膜剤	12
病的骨突出	4,5,6,24,26
フィルム	12
福祉用具	115
浮腫	5,24
部分圧迫	74
ブレーデンスケール	21,27,33
訪問看護	3
ポケット	9
ポリウレタンフィルム療法	12

【ま,や】

慢性潰瘍	15
融解壊死期	8,13,14
予測妥当性	27,28

【ら】

ラップ療法	13
離床	17
リスクアセスメント	20
リスクアセスメントツール	21
リフト	93

中山書店の出版物に関する情報は，小社サポートページを御覧ください．
https://www.nakayamashoten.jp/support.html

在宅ケアに活かせる
褥瘡予防のためのポジショニング
やさしい動きと姿勢のつくり方

2009年9月11日　初版第1刷発行Ⓒ　　（検印省略）
2011年7月10日　　　第2刷発行
2012年9月10日　　　第3刷発行
2016年2月1日　　　第4刷発行
2019年11月15日　　　第5刷発行

編　集　田中マキ子　下元　佳子
発行者　平田　直

発行所　株式会社 中山書店
　　　　〒112-0006　東京都文京区小日向4-2-6
　　　　TEL 03-3813-1100（代表）　振替00130-5-196565
　　　　https://www.nakayamashoten.jp/

装丁・デザイン　VOX
DTP・印刷・製本　株式会社 公栄社

Published by NakayamaShoten Co.,Ltd.　Printed in Japan
ISBN 978-4-521-73172-8

落丁・乱丁の場合はお取り替え致します

・本書の複製権・上映権・譲渡権・公衆送信権（送信可能化権を含む）
は株式会社中山書店が保有します．

JCOPY （(社)出版者著作権管理機構委託出版物）
本書の無断複写は著作権法上での例外を除き禁じられています．複写される場合は，そのつど事前に，(社)出版者著作権管理機構（電話03-5244-5088, FAX03-5244-5089, e-mail:info@jcopy.or.jp）の許諾を得てください．

本書をスキャン・デジタルデータ化するなどの複製を無許諾で行う行為は，著作権法上での限られた例外（「私的使用のための複製」など）を除き著作権法違反となります．なお，大学・病院・企業などにおいて，内部的に業務上使用する目的で上記の行為を行うことは，私的使用には該当せず違法です．また私的使用のためであっても，代行業者等の第三者に依頼して使用する本人以外の者が上記の行為を行うことは違法です．

中山書店の好評看護書

動画でわかるシリーズ

動画でわかる 人工呼吸器の管理とケア

●編著
道又元裕（杏林大学医学部付属病院看護部）
中田　諭（日本看護協会看護研修学校）
石井宣大（東京慈恵会医科大学附属病院臨床工学部）
小松由佳（東京慈恵会医科大学附属病院集中治療部）

B5変型判／160頁／DVD-VIDEO付／定価（本体3,800円＋税）

CONTENTS

- 第1章　人工呼吸療法の基礎知識
- 第2章　人工呼吸器の基本構造
- 第3章　主な人工呼吸器の保守管理
- 第4章　人工呼吸療法の開始・ウィニングと換気モード
- 第5章　グラフィックモニタの見方・考え方
- 第6章　人工呼吸療法中のケア
- 第7章　NPPV
- 第8章　特別な配慮の必要な人工呼吸療法
- 第9章　事故防止対策

動画内容一例

- 機種別人工呼吸器の特徴と保守管理
  呼吸回路の組み立て／自動セルフテスト／アラーム設定／アラームメッセージの種類
- 人工呼吸療法中のケア
  フィジカルアセスメント／奇異呼吸／開放式気管吸引／閉鎖式気管吸引／口腔ケア／体位調整／早期リハビリテーション
  ほか

動画でわかる 褥瘡予防のためのポジショニング

●編著
田中マキ子（山口県立大学看護学部）

B5変型判／136頁／DVD-VIDEO付／定価（本体3,700円＋税）

CONTENTS

- 第1章　ポジショニングとは何か
- 第2章　褥瘡患者のポジショニングに必要なアセスメント
- 第3章　ポジショニングに用いる必要物品の理解と選択
- 第4章　ポジショニングの援助技術
- 第5章　ポジショニングの実際

動画内容一例

- 褥瘡予防のためのポジショニング
  - 背上げ・背下げによるずれ・圧迫
  - 背抜きの方法
  - 仰臥位から30度側臥位のポジショニング
  - 仰臥位から完全側臥位のポジショニング
  - 股関節拘縮患者のポジショニング
  - 車椅子座位の姿勢とポジショニング
  - 車椅子座位時に体が左右に動かない工夫
- 症例へのアプローチ　ほか

動画でわかる 手術患者のポジショニング

●編著
田中マキ子（山口県立大学看護栄養学部）
中村義徳（天理よろづ相談所在宅世話どりセンター）

B5変型判／120頁／DVD-VIDEO付／定価（本体3,800円＋税）

CONTENTS

- 第1章　手術患者のポジショニングに関する基礎知識
- 第2章　実践に活かす手術時のポジショニング
- 第3章　臨床例でのポジショニング検討

動画内容一例

- 手術時のポジショニングの実際
  仰臥位／側臥位／腹臥位／砕石位／座位／ローテーション時／パークベンチ体位／ジャックナイフ体位など
- 臨床例でのポジショニング検討
  腹腔鏡下胆嚢摘出術／腰椎椎弓切除